CUIDADO ESPIRITUAL DE LA PERSONA, EN EL MARCO DE LA RELACIÓN INTERPERSONAL ENTRE LA ENFERMERA Y EL PACIENTE

COLECCIÓN

INVESTIGACIONES SOBRE LEONARDO POLO

MARÍA ISABEL ARMENDÁRIZ AZCÁRATE

CUIDADO ESPIRITUAL DE LA PERSONA, EN EL MARCO DE LA RELACIÓN INTERPERSONAL ENTRE LA ENFERMERA Y EL PACIENTE

Editorial Sindéresis

2024

1ª edición, 2024

© María Isabel Armendáriz Azcárate
© José Miguel Armendáriz Azcárate (editor)

© 2024, Editorial Sindéresis
 Calle Princesa, 31, planta 2, puerta 2 – 28008 Madrid, España
 info@editorialsinderesis.com
 www.editorialsinderesis.com

ISBN: 978-84-19199-33-1
Depósito legal: M-7266-2024

Produce: Óscar Alba Ramos
Maquetación: María Idoya Zorroza Huarte
Cubierta: Los Doce Apóstoles, agrupamiento de agujas de piedra caliza en la costa del Parque Nacional de Port Campbell, Victoria, Australia.
Fotografía de Diego Marré Medina

Impreso en España / Printed in Spain

Agradezco a Dios por el don de mi esposo, de nuestros hijos y sus familias; de mis abuelos, padres, hermanos y sus familias; de todos los que me ayudaron a lograr este libro. Quiero dedicárselo a cada uno de ellos.

ÍNDICE

INTRODUCCIÓN

Visión técnica *versus* visión holística en enfermería

La enfermería es una profesión que puede llenar de sentido la vida entera, ya que implica la realización de una serie de actos cotidianos dirigidos al cuidado del ser humano, y como las personas son las realidades superiores existentes, el trabajar directamente por y para ellas, en especial en aquellas situaciones delicadas que padecen los pacientes, permite a la enfermera[1] perfeccionarse personalmente; es decir, en lo superior de su intimidad, en el amor y, esta dedicación, realizada de modo libre y responsable, le asegura la felicidad.

Libertad y amor, pero también conocimiento personal y científico. En efecto, la enfermera intenta conocer y comprender a la persona humana, no solo en estado de salud, sino sobre todo en el más difícil, el de la enfermedad. Es claro que, para esta tarea, debe contar con conocimientos científicos y técnicos susceptibles de perfeccionamiento progresivo; pero, por encima de ello, debe estar dispuesta a un constante incremento de su conocimiento disciplinar, abierto al conocimiento de su sentido único y al de cada persona que cuida como distinta.

Un saber antropológico cada vez más fundado, un conocimiento propio y de cada paciente, que responde a un sentido personal en cada caso distinto, novedoso, irrepetible; pues solo así podrá ayudar a cada una de las personas que cuida a descubrir el propio valor de su vida en el contexto de su dolor y enfermedad, e incluso de su muerte cercana.

La enfermera no puede permitir la rutina que surge cuando no hay amor personal. Tal amor arrastra libremente, tras de sí, el conocer personal. Solo el conocimiento íntimo del paciente puede despertar en ella una dedicación proporcionada a su aceptación y donación amorosas personales. La enfermera es la profesional más cercana al paciente, pero a esa cercanía física conviene que añada la cercanía íntima porque el paciente, más que un cuerpo que atraviesa una pérdida de salud es un ser irrepetible cuya verdad desborda no solo los límites por lo que atraviesa su cuerpo durante la

---

[1] En esta tesis, para facilitar la lectura del texto, para referirse a las profesionales de la enfermería enfermera/s y enfermero/s), se utilizará el término enfermera/s.

enfermedad, sino también todas las perfecciones de lo común de los hombres en estado de salud.

Es manifiesto que, en muchas ocasiones, el trabajo de la enfermera se focaliza en un conjunto de acciones técnicas derivadas de las órdenes de otros profesionales y dirigidas, especialmente, al proceso de la enfermedad. Pero, pese a esto, hay que resaltar que el foco de las enfermeras debe estar centrado en la persona del enfermo, si quiere ayudarle y cuidarle como un "quién" singular. Así, su trabajo como enfermera, tendrá verdaderamente su sentido más profesional, más acorde a su disciplina enfermera. Para ello, su relación con el paciente se llevará a cabo desde una escucha atenta y comprensiva, personal. En este proceso, conviene que la enfermera esté abierta a buscar una verdad muy peculiar, no solo a aquella referida a la enfermedad y su tratamiento, sino a la verdad personal del paciente, de "quien" es. En el marco de esta relación, que siempre tiene que darse, de este modo, desde su inicio, debe esforzarse por ponerse en el lugar de los pacientes, por entregarles su tiempo. A la vez, que ella misma está como "quién" es, como persona. Y, de este modo, favorecerá el hecho de que el paciente se abra a su propio sentido personal y al de los demás, y, así, tendrá una ganancia superior a la de conseguir únicamente la salud corpórea, porque lo personal íntimo es mucho más que lo pasivo corpóreo.

Las enfermeras tienen, por su capacitación, las competencias necesarias para establecer, desde una comunicación respetuosa y sensible, una relación de confianza tal con los pacientes que les permite, incluso en situaciones muy adversas, no solo conocer su dimensión física, psíquica y social, sino "penetrar" en su intimidad, en su dimensión trascendente, en su espiritualidad. El hecho de que la enfermera incorpore, en su conocimiento del paciente, la dimensión espiritual, es de gran valor ya que –como se ha adelantado– no existe realidad superior, más noble, que la personal. Para esto, debe desarrollar cuatro conductas fundamentales: acoger, acompañar, discernir e integrar los aspectos espirituales de cada enfermo.

Vivir la experiencia del cuidado espiritual del paciente y de su familia permite a las enfermeras comprender la novedad de "quien" está cuidando y, por lo tanto, generar en él intervenciones que le permitan "crecer personalmente" ante la experiencia de su enfermedad. Aquí, cabe recordar que la persona humana está llamada a salir de sí para trascender, servir, ocuparse del otro por su dimensión espiritual para, así, ser feliz en la tierra y en la eternidad. Por esto, la enfermera debe cuidar a los pacientes de forma personal en orden a su crecimiento espiritual.

Visión antropológica tripartita de Leonardo Polo

El hombre es un ser compuesto de diversas dimensiones jerárquicamente distintas. El cuerpo humano es inferior a lo inmaterial humano. Pero lo inmaterial humano admite diversas dimensiones distintas en importancia. Así, lo psíquico, lo que está conformado por los conocimientos adquiridos por la razón, por las virtudes adquiridas por la voluntad, y por la maduración de la personalidad a lo largo del tiempo, es inferior a la intimidad personal. Esto es así, sencillamente, porque todas aquellas son dimensiones humanas manifestativas y lo manifestativo es segundo respecto de lo nuclear o íntimo.

Lo íntimo es el espíritu o la persona, un quién distinto en cada caso. En cambio, la personalidad admite rasgos comunes, lo cual conforma los 'tipos' de personalidad. Ahora bien, cada quién, cada persona, matiza esas manifestaciones psicológicas comunes a lo largo de su vida y, al final, las destipifica; es decir, les dota de una impronta personal que las hace distintivamente suyas (tono de voz, modo de escritura, acciones laborales...). Tales expresiones son de lo que se vale cada persona para forjarse su comportamiento social, lo que le permite aprender, entregar, relacionarse y favorecer un mundo más humano, de mejor calidad de vida.

La visión tripartita de lo humano, que se va a tratar en este apartado, se debe, como se verá en el segundo y en el cuarto capítulo, a uno de los pensadores más profundos de la historia del pensamiento occidental, Leonardo Polo (1926-2013). Este autor distingue la dimensión corpórea, la vida añadida y la persona. A la primera, dimensión corpórea, le llama "vida recibida", porque el cuerpo lo recibimos en herencia genética de nuestros padres; a la segunda le denomina "vida añadida", ya que es el premio con que cada uno de nosotros dotamos a nuestras facultades inmateriales y a nuestro yo o personalidad; y a la tercera o superior le designa con simplemente "persona".

Esta visión es conforme con la que ofrece la revelación sobrenatural en las Sagradas Escrituras y con la que ofrecieron algunos autores de la Patrística como San Gregorio Niseno, San Gregorio Nacianceno, San Basilio y San Juan Damasceno. También, Tomás de Aquino distinguió entre "persona" y "naturaleza" humana; es decir, entre lo distintivo de cada quién y lo común humano (sea esto de índole corpórea, como los sentidos o inmaterial, como la razón y voluntad). Polo ha sacado un partido inusitado a la distinción real tomista esencia-acto de ser centrando su mirada sobre todo en el acto de ser, la persona, la intimidad, descubriendo sus dimensiones. Como este hecho es natural, filosófico, se puede hacer valer en las ciencias de la salud. Pues bien, como estimamos que tal hallazgo es muy relevante para la profesión de enfermería, esta investigación cuenta con él en la medida de nuestro alcance.

En efecto, esta investigación en el ámbito de la disciplina enfermera busca hacer un aporte a la enfermería en el ámbito del cuidado espiritual. Se considera que el cuidado de la espiritualidad, componente clave de la vida del hombre, es uno de los factores determinantes asociados con los buenos resultados de salud. Su cuidado incluye intervenciones y actividades de enfermería visibles y explícitas; se juzga que favorecer discusiones evaluativas en los entornos clínicos que incluyan las preocupaciones espirituales, mejorará el cuidado unitario de las personas.

Siguiendo a Polo (2015), para las enfermeras, el cuidado de la dimensión espiritual del enfermo se correspondería con atender los radicales de la persona humana definidos por él: la coexistencia libre, el conocer y el amar personales. El primero denota apertura íntima hacia la trascendencia divina y, desde ella, a las demás personas creadas. Este equivale a la descripción que algunos otros pensadores llaman "relación" natural constitutiva y radical (no accidental, manifestativa, predicamental). Tal apertura es libre y, por tanto, libremente creciente o decreciente, pues una coexistencia necesaria o porque no quede más remedio no puede ser personal. El segundo, el conocer, indica que cada persona es en su intimidad un sentido personal distinto, una verdad con sentido personal. Como este sentido es activo, es luz, se describe como conocer y su tema es el ser divino, al que busca (sin que se patentice nunca, porque su tema siempre le supera) y, desde él, el sentido de las demás personas creadas. El tercero, es el amar personal, el cual es aceptante y donante respecto de Dios, y, desde Él, respecto de las demás personas creadas.

Pues bien, las necesidades espirituales que la enfermera puede valorar y ayudar a satisfacer le permiten cuidar de estas perfecciones puras íntimas, a las que Polo llama radicales o trascendentales personales, los cuales conforman la intimidad del paciente, ayudándole en la satisfacción de sus necesidades espirituales naturales y sobrenaturales, a través de una relación terapéutica cálida, oportuna e incondicional por parte del profesional de enfermería. Si bien la coexistencia libre, el conocer y el amar personales conforman el acto de ser personal, es decir, son inherentes a cualquier persona humana, hay que tener en cuenta que en cada una estamos ante una coexistencia libre distinta, ante otro conocer personal que busca en el Dios personal su sentido personal distinto, ante un amar, aceptar y dar, por tanto, distinto.

El *STATUS QUAESTIONIS* DEL CUIDADO ESPIRITUAL

Si bien, en las dos últimas décadas, el fenómeno del cuidado espiritual es un tema en ascenso en la literatura de enfermería (Clarke, 2009; Pesut *et al.*, 2009; Taylor, 2008), algunos teóricos arguyen que todavía no hay estudios rigurosos relacionados con aspectos como su concepto, su relación con la cultura y con el impacto en los resultados, entre otros (Clarke, 2009; Koening, 2008; Paley, 2008; Pike, 2011; Swinton, 2006). A la vez, se argumenta que el cuidado de la enfermería, centrado en todas las dimensiones humanas, incluyendo la espiritual, ha estado en el "corazón" de la disciplina de la enfermería desde su fundación (Nightingale, 2009). De ahí que esta investigación se va a centrar en el fenómeno del cuidado espiritual de la persona, y esto en el marco del Modelo de relación interpersonal entre la enfermera y la persona/ familia cuidada (Saracíbar, 2009). Junto a este modelo de enfermería, este trabajo tiene como *background* la visión tripartita del hombre, del filósofo Leonardo Polo: naturaleza corpórea o 'vida recibida', esencia humana o 'vida añadida', y acto de ser o 'vida personal', o espiritual.

Esta visión de Polo facilita la comprensión de que el hombre tiene una misión: seguir creciendo en el ser personal al que se está llamado a ser. Las enfermeras, desde el conocimiento de que la persona humana está dotada de dichos trascendentales, deben cuidar del paciente en circunstancias de especial padecimiento y crisis, promoviendo su perfeccionamiento y desarrollo personal. Solo desde esta visión estarán en condiciones de ayudar al paciente a crecer en su espiritualidad, a vivir una vida personal más plena y más conforme al ser novedoso e irrepetible que es y está llamado a ser. Además, así contribuirán a humanizar la enfermería, personalizarla y, consecuentemente, a la sociedad.

Abordar el fenómeno del cuidado espiritual ha sido motivado por la observación atenta y dedicada durante mi experiencia clínica, docente y de investigación acerca de la ordinaria escasa formación de las enfermeras sobre la dimensión de la espiritualidad y del cuidado espiritual de la persona humana, y del beneficio que puede significar para el paciente y para la propia enfermera, la satisfacción de sus necesidades espirituales; y la importancia de aportar a la comunidad profesional de la salud un proyecto de cuidado espiritual del paciente por parte de los profesionales de enfermería.

Esta investigación ha tenido como objetivo general conocer el significado del cuidado espiritual en el marco de la relación interpersonal entre la enfermera y la persona enferma. Para ello, se ha realizado un estudio del estado de la cuestión desde la perspectiva de la experiencia personal de las enfermeras acerca del cuidado espiritual. Asimismo, se ha llevado a cabo un estudio de la antropología del filósofo español Leonardo Polo sobre la persona humana, con miras a ofrecer un *plus*, un aporte teórico al cuidado espiritual de las enfermeras. En el proceso de satisfacción de las necesidades espirituales se va forjando el núcleo personal del hombre, el acto de ser humano, la persona, pues de este, según nuestro autor, más que decir qué es, conviene decir qué será, porque mientras vivimos no estamos consumados; es decir, no hemos alcanzado enteramente nuestro nombre o sentido personal.

Las preguntas a las que esta investigación ha respondido son: a) ¿Cuál es el significado del cuidado espiritual, y qué percepción tienen las enfermeras acerca del cuidado espiritual en su relación con los pacientes? b) ¿Cómo es el cuidado espiritual que una persona enferma requiere recibir del profesional de enfermería para ser integrado en el proceso de atención de enfermería actual?

En esta investigación se ha pretendido profundizar en las necesidades espirituales de la persona humana, que se han reconocido con tiempos de reflexión atenta, estudio, investigación, en varios años de ejercicio profesional como enfermera-matrona, ayudando a satisfacer las necesidades físicas, psíquicas, sociales y espirituales de hombres y mujeres a los que agradezco que me hayan permitido servirles.

Ante todo, se ha de indicar que en este trabajo el término "necesidad" se emplea de modo plural. En efecto, es claro que a nivel corpóreo el hombre cuenta con muchas necesidades que debe cubrir. Es, asimismo, manifiesto que a nivel de sus facultades superiores (inteligencia y voluntad) el hombre cuenta con necesidades, porque estas dimensiones humanas son potencias pasivas, es decir, imperfectas nativamente, por lo que están llamadas a crecer con desarrollo perfectivo irrestricto. También lo que llamamos 'personalidad' humana (o 'yo' en el lenguaje de la psicología) es susceptible de maduración natural, porque nativamente es deficiente. Pero, a nivel íntimo, de núcleo personal, ninguna persona es nativamente deficiente, porque es acto de ser personal, actividad personal nativa, creciente, exuberante, ya que es creación directa de Dios (que no crea personas imperfectas) y libremente creciente de cara a Él. Sin embargo, como la intimidad personal humana es susceptible de crecimiento irrestricto de cara a Dios, y solo desde Él puede culminar felicitariamente, en orden a tal fin se habla de 'necesidad' o requerimiento. Y como, desgraciadamente, muchas personas han crecido poco e incluso le han dado la espalda al crecimiento de cara al ser divino, cabe la posibilidad de rectificar mientras se vive.

En segundo lugar, hay que advertir que nuestra investigación se ha querido centrar en las necesidades de la intimidad o corazón humano; es decir, de la persona o acto de ser, no propiamente en las propias de las manifestaciones humanas, tanto las de lo que llamaremos esencia como las de la naturaleza corpórea humana, las cuales son nativamente deficientes, aunque unas, las de la esencia, se pueden enriquecer paulatinamente y sin término, mientras que las otras, las de la naturaleza humana, crecen durante cierto tiempo y hasta cierto punto, tendiendo luego a la baja y terminando por corromperse y desaparecer, al menos en la vida presente, con la muerte. Queremos centrarnos, por tanto, en las necesidades del espíritu o persona humana. Sin embargo, no obviaremos la exposición sucinta de las demás.

Se ha buscado ofrecer un proyecto de cuidado de la espiritualidad de la persona enferma que muestre a cada enfermera cómo hacer realidad este cuidado, en aras de brindar una atención holística a cada uno de sus pacientes y, a la vez, se ha querido favorecer el hecho de que cada enfermera considere, en el cuidado que administra, la dimensión de la trascendencia de la persona. Conviene resaltar que se estima relevante que este fundamento sea comprendido y encauzado hacia su ejecución en el marco del proceso de enfermería, de forma que se facilite al paciente asumir el sentido trascendente de su propia vida.

Por todo ello, junto a las cuestiones generales de esta investigación, se plantearon los objetivos específicos siguientes: a) Que la enfermera comprenda la importancia de reconocer cuáles son las necesidades espirituales; para ello, deberá distinguirlas de los requerimientos naturales y esenciales del hombre, orientados a la perfección humana (arte, filosofía, literatura), pues solo los personales apuntan al fin felicitario personal, tanto natural como sobrenatural; b) Que la enfermera relacione los valores de la vida, el amor, el servicio al que está llamado el ser humano con su misión y sus necesidades espirituales; que busque que cada quién se reconozca como una persona humana distinta, creada para salir de sí hacia quien le pueda otorgar su completo sentido, Dios, y desde Él, a otras personas creadas; persona, por tanto, llamada constitutivamente a trascender natural y sobrenaturalmente; c) Que la enfermera note que, por ser un ser humano, a la persona le conviene no solo formularse la pregunta del sentido de su ser, sino tratar de ayudar a encontrar respuesta e intentar vivir de acuerdo con ella; por tanto, estimularle a considerar esto como una tarea, dándose cuenta de que es la más noble de la humanidad; y d) Que la enfermera trate de buscar y encontrar la verdad última sobre su ser; que desarrolle, por tanto, el deseo de verdad, necesidad que pertenece a la índole misma del hombre.

LA ESTRUCTURA DEL TRABAJO

En este trabajo, divido en cuatro capítulos, se da respuesta al significado de la atención espiritual en la relación interpersonal entre la enfermera y el paciente. Se evidencia, a la luz de la *Antropología trascendental* de Leonardo Polo (2015) y del Modelo de relación interpersonal entre la enfermera y la persona/familia cuidada (Saracíbar, 2009), que el cuidado espiritual es el fundamento de la atención, por parte de la enfermera, a la persona humana enferma y que este debe enmarcar y guiar el proceso de enfermería.

En el Capítulo 1: "El concepto de espiritualidad", se han expresado algunas nociones generales del concepto de espiritualidad, seguidas de una sucinta exposición de la evolución del pensamiento acerca de la espiritualidad y la visión de este concepto en el ámbito de los cuidados de salud. A continuación, en el Capítulo 2: "La espiritualidad a la luz de Leonardo Polo", se ha desarrollado una descripción de la persona humana y de las necesidades espirituales a la luz de la antropología trascendental del filósofo hispano. Seguidamente, en el Capítulo 3: "La experiencia de las enfermeras acerca del cuidado espiritual de los pacientes adultos: el estado de la cuestión", se ha llevado a cabo una revisión de la literatura con el fin de conocer la evidencia científica acerca de cómo están experimentando las enfermeras el cuidado espiritual de los pacientes adultos. En el Capítulo 4: "El cuidado espiritual de la enfermería: la satisfacción de las necesidades espirituales de los pacientes. Fundamentación antropológica", se desarrolla una explicación de cómo la enfermera puede responder a las necesidades espirituales de los pacientes, una tipificación de la participación de las enfermeras en la dimensión espiritual de la atención junto con una descripción del efecto de las intervenciones enfermeras relacionadas con el cuidado espiritual, y a una aplicación clínica que consiste en una propuesta de un proyecto de cuidado espiritual a la luz de Polo y del modelo de enfermería de la Dra. Saracíbar (2009), con implicancias para la práctica de la enfermería, la investigación, la educación y las políticas socio-sanitarias, mediando a la persona cuidada a crecer, a trascender, aceptando, dando, siendo don; intentando alcanzar una adecuada satisfacción de sus necesidades espirituales con la ayuda del profesional de enfermería. Tras esto, en "Discusión y conclusiones", se discuten los principales resultados de esta investigación.

CAPÍTULO 1
EL CONCEPTO DE ESPIRITUALIDAD

Cuando se quiere estudiar el significado del cuidado espiritual en el marco de la relación interpersonal que se establece entre la enfermera y la persona enferma, surge el interrogante acerca del espíritu y del sentido de la vida que de allí se deriva. Con el fin de ir profundizando en esta cuestión, en este capítulo se examina, en primer lugar, y de forma concisa, el concepto de espiritualidad, seguidamente se trata, del mismo modo, este concepto en las diferentes etapas del pensamiento y, en tercer lugar, se aborda esta noción en el ámbito específico de los cuidados de salud.

1. EL CONCEPTO DE ESPIRITUALIDAD

De acuerdo con las definiciones actuales el concepto de espiritualidad se puede estudiar desde diferentes perspectivas. Para la Real Academia Española[2] la concepción de "espiritual" tiene que ver con una "cualidad de las cosas espiritualizadas o reducidas a la condición de eclesiásticas", "obra o cosa espiritual". Considera también la espiritualidad como un conjunto de ideas referentes a la vida espiritual. Este concepto, etimológicamente proviene del latín y es el resultado de la suma de tres componentes: el sustantivo "*spiritus*", que puede traducirse como "alma", la partícula "alis" se usa para expresar "relativo a", y el sufijo "dad" que es equivalente a "cualidad". Se considera la espiritualidad como la condición y naturaleza de lo espiritual, lo relativo al espíritu. La noción de espíritu, por su parte, está vinculada a una entidad no corpórea.

Asimismo, la palabra espiritualidad tiene su etimología en el vocablo griego "*spiritus*"[3], que en su sentido original quiere decir "respiro". Para los griegos se trataba del alma, cuyo significado era "aliento". En consecuencia,

[2] https://dle.rae.es/espiritualidad?m=form

[3] https://www.significados.com/espiritualidad

la espiritualidad es la cualidad del hombre de relacionarse con lo inmaterial, como puede ser una respiración o el aliento, que en definitiva le dan la vida.

Asimismo, la espiritualidad se define como "naturaleza y condición de lo que es espiritual", "inclinación de alguien hacia lo espiritual e inmaterial" y como "un conjunto de "creencias y actitudes que caracterizan la vida espiritual de una persona o de un grupo de ellas"[4] La espiritualidad, referida a una persona, tiene que ver con una disposición principalmente moral, psíquica o cultural, que posee quien tiende a investigar y desarrollar las características de su espíritu.

En el *Diccionario de Espiritualidad* se postula que "ningún ser humano puede vivir sin espíritu, especialmente si se mueve con hondas motivaciones y convicciones. Pertenece, pues, al sustrato más profundo del ser humano" (Pérez Porto 2011).

La espiritualidad es considerada como un concepto filosófico y también religioso. Suele tenderse a pensar en la espiritualidad como una forma relacionada a las religiones institucionales, si bien se trata de una práctica que se puede alcanzar sin tener en cuenta ningún tipo de las religiones conocidas. Al igual que ocurre desde el punto de vista filosófico, en el ámbito religioso existen diferentes hipótesis acerca de este concepto. Aunque, con frecuencia, se habla indistintamente de espiritualidad y religión, hay diferencias importantes entre ambos conceptos. Así, en Occidente, la espiritualidad se ha relacionado tradicionalmente con doctrinas y prácticas religiosas, en especial desde la perspectiva de la relación entre el ser humano y un ser superior. Sin embargo, se puede decir que la espiritualidad es un concepto mucho más amplio, que puede incluir prácticas religiosas (Akgün, 2016). Así, la espiritualidad puede tomarse como una forma de vida que adopta una serie de prácticas que alimenten el alma. Un estilo de vida que no necesariamente tiene que estar destinado a un ser superior; sino que se ordena a nutrir el propio espíritu con acciones que lo enriquezcan y le hagan sentir a la persona más completa. Mientras que la religión es comúnmente definida como un sistema de creencias que contiene los valores sagrados y metafísicos o una idea de Dios que dispone un estilo de vida al que se insta a los creyentes que se adhieran. Con respecto a esta idea de identificar espiritualidad y religión hay que decir que, con frecuencia, la espiritualidad se equipara con el cristianismo y el judaísmo.

La espiritualidad trata de la existencia individual y comunitaria vivida como un todo lleno de significado, donde hay un deseo por alcanzar la

---

[4] https://www.wordreference.com/definicion/espiritualidad.

unidad, de vivir la vida como una búsqueda constante de una relación armónica con Dios –como cada uno lo considere–, bajo cualquier circunstancia (Bianchi, 2010). Por su parte, García López (2007) entiende la espiritualidad como el ejercicio y la actividad de las facultades del alma: inteligencia, voluntad, memoria, imaginación; éstas, van desarrollándose en la relación con Dios, los demás, la vida, el matrimonio, la familia, el trabajo, la naturaleza, la juventud, la madurez, la salud y la enfermedad.

La Enciclopedia Universal Ilustrada Europeo-Americana[5] explica que "espiritual" se contrapone a "material", y significa lo que se distingue o es independiente de la materia. Y advierte que el adjetivo espiritual puede tener dos significados: 1) el que se le da en Ascética y Mística, cuando se significa con esta palabra lo que de alguna manera pertenece o se refiere al perfeccionamiento del hombre en orden a la consecución de la santidad y de su último fin sobrenatural. En esta acepción, el adjetivo espiritual viene a significar lo mismo que ascético, místico o sobrenatural y 2) el que tiene que ver con su significado psicológico, el primigenio, y del que ha derivado el ascético o místico.

En filosofía, la idea de espiritualidad se entiende a partir de la oposición entre materia y espíritu, y puede asociarse con una búsqueda del sentido de la vida que trasciende lo mundano Así, la espiritualidad debe integrar doctrina y vida, principios y experiencia; ha de estar equilibrada entre saber y vivencia, teoría, práctica y contemplación. Este equilibrio implica, habitualmente, la intención de experimentar estados especiales de bienestar. Se relaciona asimismo con la práctica de la virtud (Pérez Porto, 2011).

Por su parte, Adriaanse (1992) afirma que la espiritualidad es un concepto propio de la filosofía cuya explicación varía de acuerdo con la corriente de pensamiento que se consulte; a la vez, se considera un concepto complejo que abarca diferentes contextos e ideologías. También, dice que, según algunos puntos de vista, la espiritualidad puede verse como la cualidad del espíritu.

Además, al referirse a la espiritualidad se habla de estilos o formas de vida que incluyen perspectivas relacionadas con el ámbito espiritual y sus prácticas, buscando, por ejemplo, la liberación. Otros enfoques hablan de iniciación, rito. Igualmente, puede entenderse sin referencia alguna a ningún ser superior o exterior al ser humano, utilizando el término para aludir a una 'espiritualidad atea' o 'sin dios' (Foucault, 2004).

---

[5] https://www.filosofia.org/enc/eui/e220286.htm

Narayanasamy *et al.* (2004) afirman que la espiritualidad está presente en todos los individuos y que puede manifestarse como una paz y fuerza que derivada de la relación percibida con un Dios trascendente, una verdad última, o lo que un individuo valora como realidad suprema. Por su parte, Koenig (2008) dice que esta incluye la lucha, el fin y el sentido de la vida, y la autoaceptación, es decir, la aceptación de las relaciones consigo mismo, con los demás, y entre uno mismo y el universo. Además, según Akgün (2016) la espiritualidad encierra el significado personalizado resultante de todo lo que se ha aprendido y adquirido a través de la experiencia de vida. Por su parte, Wilt y Smucker (2001) dicen que es el reconocimiento o experiencias de una dimensión de la vida que es invisible, está dentro de nosotros; sin embargo, más allá de nuestro mundo material. Proporciona un sentido de conexión e interrelación con el universo.

De igual forma, otros autores han identificado el concepto de espiritualidad como "la esencia o la vida principio de la persona" (Colliton, 1981), "un viaje sagrado" (Mische 1982), "la experiencia de la verdad radical de las cosas" (Legere, 1984), "dar significado y propósito" (Legere 1984), "la creencia de que una persona se relaciona con el mundo" (Soeken & Carson 1987) y "arraigados en la conciencia de que es parte de la composición biológica de la especie humana" (Narayanasamy, 1999a).

Se puede afirmar que la espiritualidad es una cuestión interna de cada persona y se encuentra muy vinculada al sentido de la vida. Si se habla de espíritu, se habla de la esencia del ser humano. Es lo que caracteriza a cada persona y la vuelve única. Sin embargo, cuando se considera a partir de un individuo concreto tiene que ver más con cuestiones culturales y morales. Este es el sentido más restringido de la espiritualidad y señala los rasgos del espíritu de esa persona. Existen muchas formas de desarrollar la espiritualidad y cada persona elige por voluntad la que considera mejor. La persona, sabedora de su dimensión espiritual es consciente de su propia identidad y de su papel en el mundo. A partir de ahí, puede llegar a alcanzar niveles de conocimiento más profundos y desarrollar con más facilidad sus valores personales, estableciéndose propósitos de vida acordes a ellos.

Palacio (2015) dice:

"La espiritualidad es, por tanto, el reencuentro con la esencia de lo que el ser humano es, con el anhelo de lo que quiere ser, con el amor que lo ha creado y que definitivamente lo seguirá recreando. Sólo queda abrir el espíritu para que se expanda y se desarrolle la vida. La apuesta por el desarrollo, el medio es la espiritualidad. A fin de cuentas, siempre llegaremos a Dios" (p. 480).

2. El concepto de espiritualidad en las diferentes etapas del pensamiento

En el apartado anterior se ha mostrado brevemente algunas de las definiciones que existen con respecto al concepto de espiritualidad. También, se ha podido intuir la influencia que cada cultura y sociedad tiene sobre él. De ahí que el objetivo de esta sección sea desarrollar de modo sucinto cómo ha evolucionado este concepto desde el mundo antiguo hasta la actualidad.

El primer punto luminoso para intentar describir a grandes rasgos la historia de la espiritualidad surge en la Antigüedad, mucho antes de que mediara la revelación cristiana.

Los más importantes filósofos griegos llegaron a conclusiones sorprendentes —muy cercanas al cristianismo— acerca del buen comportamiento del hombre, porque hicieron un esfuerzo extraordinario por adecuarse a la realidad de las cosas hasta donde podemos conocerla.

El comienzo de la filosofía lo constituye precisamente la indagación de los pensadores sobre la razón primordial de todo, a la que denominan "Dios" o lo "Divino". La metafísica clásica considera a Dios como lo Primero y lo más Excelso, desarrollando la concepción de lo Uno Primordial, tal como aparece en el pensamiento de la antigüedad tardía (Coreth 2006).

Sin plantearse todavía si cabe hablar de monoteísmo o politeísmo, Sócrates (470-399 a. C.) manifiesta la idea de la existencia de una divinidad, no discerniendo mayormente al mencionar a los dioses o deidades. Estos tienen un conocimiento ilimitado y están presentes en todas partes. Son a su vez omnicomprensivos, saben lo que es mejor para el hombre, por lo que resulta innecesario acudir en su ayuda (Goñi Zubieta, 2002).

Platón (427-347 a. C.) llega más lejos en sus reflexiones sobre los dioses. A su juicio, la dimensión divina e inmortal del alma humana es obra del Demiurgo, quien la crea a partir de los elementos del Alma del mundo, mientras que la parte mortal del alma y el cuerpo corresponde a los dioses celestes. En los mitos de Platón aparece con fuerza la noción de una vida más allá de la muerte y cabe reconocer incluso el concepto de premio o castigo ultraterrenos, lo que ciertamente incide en el ideal que propone acerca del comportamiento humano. Esto será siempre un aspecto muy determinante como fundamento de la ética (Goñi Zubieta 2002).

De Aristóteles (385-323 a. C.) corresponde afirmar su monoteísmo y su reconocimiento a la existencia de un Dios personal. Cuando se refiere a un Primer Motor como inteligencia o pensamiento —y causa primera y final de cuanto existe—, cabe deducir que le reconoce una naturaleza personal, aunque no se refiera a que corresponda rendirle culto o a la posibilidad de que pueda establecerse algún tipo de relación con él (Goñi Zubieta 2002).

2.1. La espiritualidad en el cristianismo

Se puede afirmar que, siguiendo la enseñanza de la Iglesia católica y la fe los cristianos, esos primeros atisbos de verdad sobre Dios fueron ampliamente superados por la poderosa e inagotable luz que arroja la revelación cristiana.

"Muchas veces y de muchos modos habló Dios en el pasado a nuestros Padres por medio de los Profetas; en estos últimos tiempos nos ha hablado por medio del Hijo a quien instituyó heredero de todo, por quien también hizo los mundos; el cual, siendo resplandor de su gloria e impronta de su sustancia, y el que sostiene todo con su palabra poderosa, después de llevar a cabo la purificación de los pecados, se sentó a la diestra de la Majestad en las alturas (Hebreos 1, 1-3, 2004).

El misterio central revelado es el de la Santísima Trinidad, tres personas distintas y un solo Dios no más, el Padre, el Hijo y el Espíritu Santo.

Para remediar la caída original del hombre y la mujer a poco de ser creados y todas las deslealtades de la condición humana, Dios envío a su Hijo unigénito a fin de que se hiciera hombre en las entrañas de la Virgen María –por obra y gracia del Espíritu Santo–, para redimir los pecados de todos los hombres de todos los tiempos. Ese es el sentido de su pasión, muerte y resurrección. Su obra en este mundo culminó con su Ascensión a los cielos. Pero es necesario que el fruto de la redención se aplique a todos los hombres, a lo largo de la historia. Para este fin funda el Señor su Iglesia, encomendándoles ese cometido a los Apóstoles y a todos los cristianos. El día de Pentecostés fue enviado el Espíritu Santo para que siempre asista a la Iglesia en el cumplimiento de su misión.

Por eso, en estos breves apuntes sobre la espiritualidad corresponde mencionar la historia de la Iglesia –depositaria y transmisora de la revelación–, que existirá hasta el final de los tiempos porque Dios quiere que todos los hombres se salven y vengan al conocimiento de la verdad. Después de Pentecostés, los Apóstoles predicaron y bautizaron en el nombre del Padre, del Hijo y del Espíritu Santo. Los discípulos de Cristo comenzaron a llamarse cristianos en la ciudad de Antioquía, donde muchos se habían incorporado a la Iglesia naciente.

No dejan de sorprender las persecuciones que sufrieran los primeros cristianos –comenzando por la de los judíos en Jerusalén– y llama igualmente la atención cómo fueron ocasión para que la religión cristiana se expandiera por todo el mundo conocido (Biblia 2004).

San Pedro, la roca sobre la cual Jesucristo edificó su Iglesia, fijó su sede en Roma, y san Pablo –que pasó de implacable persecutor de los cristianos a Apóstol de las gentes– fue determinante en la evangelización de Asia Menor y Europa, permitiendo que abrazaran la fe no solo los judíos, sino que todos los hombres que libremente quisieran convertirse.

2.2. Socorro de los pobres

El pensamiento cristiano está presidido, desde un principio y durante toda la Edad Media, por la idea de «Dios». El influjo de la Iglesia no tarda en producirse, convirtiéndose en agente civilizador muy determinante en la cultura europea. Las universidades, por ejemplo, surgieron alrededor de los siglos XII y XIII a través de las escuelas catedralicias y monásticas (de Ridder-Symoens, 1995).

Lo mismo hay que decir de las instituciones claves para la recuperación de la salud. El obispo estaba encargado de cuidar de todos los pobres, leprosos y enfermos, de las viudas, huérfanos y peregrinos, y cuando las iglesias tenían rentas seguras, se destina la cuarta parte de ellas al socorro de los pobres. Marca un punto de inflexión el establecimiento de hospitales, *domus religiosæ*, en donde los pobres reunidos podían recibir con más comodidad los auxilios que necesitaban. Estos centros asistenciales subsistirían con las limosnas de los fieles. Algunos religiosos y religiosas se transforman en eficaces agentes de salud, porque sus prácticas sanitarias estaban precedidas, acompañadas y seguidas del amor de Dios, manifestado en la esmerada atención a los enfermos y moribundos.

Francisco López de Gómara (1952) dejó por escrito que la mayor cosa después de la Creación del mundo, sacando la Encarnación y Muerte del que lo creó, es el Descubrimiento de las Indias. El hallazgo de América (1492) abrió a la Iglesia, en la Edad Moderna, la ingente tarea de evangelizar el nuevo mundo, que con el paso de los siglos se transforma en el continente de la esperanza, precisamente por el arraigo que alcanza el cristianismo. Son, también, misioneros europeos –de España, Portugal e Italia– los que llevan el evangelio en los siglos XVI y XVII a diversos pueblos de Asia: India y Japón, China, las Islas Filipinas y algunos lugares de las costas africanas.

Esa predicación continúa por todo el mundo. Se amplía la evangelización del continente africano en los siglos XVII y XVIII, especialmente en el XIX. Muchos misioneros, ahora también de Francia, Holanda y Bélgica, adoctrinan en las naciones del interior, desarrollando una catequesis que contribuye poderosamente al desarrollo de las gentes, puesto que también se extiende a los campos de la salud y la enseñanza.

En el siglo XVI, sin embargo, se produce una profunda herida en la Iglesia con el llamado protestantismo, que se propaga por el viejo continente y que tiene consecuencias hasta nuestros días. Primero el monje agustino Lutero (1483-1546) y luego Calvino y otros se rebelan proclamándose "reformadores", al perseguir un cambio profundo de la institución fundada por Jesucristo. En la práctica, postulan que la Sagrada Escritura es la única fuente de la revelación cristiana, desechando la tradición de la Iglesia, con lo cual ya no hay una verdad auténtica, sino la que cada fiel extraiga de su lectura y experiencia. Así, para los protestantes el Magisterio de la Iglesia no tiene sentido.

2.3. La espiritualidad en la Modernidad

Durante la Edad Moderna, los filósofos que más inciden en el pensamiento siguen afirmando la existencia de Dios y en esta idea apoyan sus escritos. Pero, de alguna manera, la relativización introducida por el protestantismo afecta sus razonamientos. Por ejemplo, el francés René Descartes (1596-1650), considerado padre de la filosofía moderna llega a dudar de la existencia de lo que los hombres llaman y consideran la realidad de las cosas. Y acaba recurriendo a Dios como único punto seguro para superar la incertidumbre (Gambra, 1973).

En la convivencia social se multiplican los conflictos. En el siglo XIX surge la industrialización que trae consigo hondas transformaciones en la economía y en la vida de los pueblos. Paralelamente surgen ideologías y políticas que no se condicen con lo que exige la naturaleza humana. Con la Doctrina Social, la Iglesia recuerda entonces la voluntad de Dios en relación con la persona y la familia, el bien común, el trabajo y la justicia, contrarrestando las desviaciones que caracterizan al liberalismo, el socialismo y el marxismo.

2.4. Llamada universal a la santidad

Contemporáneamente, el hecho más relevante en la historia de la Iglesia es el Concilio Vaticano II (1962-1965), convocado por san Juan XXIII, para poner al día –*aggiornar*– la vida de la Iglesia, de acuerdo, en primer lugar, al depósito de la revelación divina. Según afirmó el Papa san Pablo VI, que lo continuó y lo clausuró, lo más significativo del concilio es que "ha invitado repetidamente a todos los cristianos de cualquier condición y clase social a la plenitud de la vida cristiana y a la perfección de la caridad; y esta llamada a la santidad debe ser considerada como la característica más peculiar y la finalidad última de todo el magisterio conciliar" (Sanctitas Clarior, 1969).

Cabe, aquí, introducir una breve reseña que hace referencia al preocupante diagnóstico que hace el Premio Nobel de Literatura ruso Alexander Solzhenitsyn. Este matemático-físico, novelista, poeta e historiador señala que "el hombre se ha olvidado de Dios" y en que en este intento de suprimir al Creador está la explicación más profunda a las aflicciones contemporáneas y es el rasgo principal del siglo XX (Solzhenitsyn, 1985).

Tal es así que en países de antigua tradición cristiana va desarrollándose un indiferentismo religioso rayano en un nuevo paganismo. A la puesta de Dios entre paréntesis sigue muy de cerca la crisis del matrimonio y de la familia y la legalización del aborto de nuevas vidas antes de que nazcan. Se explica que, al decir del Papa san Juan Pablo II, corresponda a los cristianos llevar adelante una nueva evangelización y que esta movilización tiene que ser el sello del tercer milenio de la Iglesia (Juan Pablo II, 1994).

Es ilustrativo el comentario poético con que Solzhenitsyn cierra uno de sus cuentos de miniaturas, a propósito de la sensación de paz que desprende la campiña rusa:

"La gente fue siempre codiciosa y a menudo mala.

"Pero el tañido de las campanas de las iglesias resonaba sobre campos, aldeas y bosques, e impulsaba a abandonar las pequeñas preocupaciones terrestres y a pensar un momento en la eternidad.

"Ese tañido, conservado hoy únicamente en melodías antiguas, levantaba a las gentes, les ayudaba a erguirse en dos pies y no caer... en cuatro patas" (Solzhenitsyn, 1990).

Dios es la constante a lo largo de la historia. No hay pueblos ateos. Sí, personas –las menos– que dicen que no existe o que, reconociendo que son palabras muy comprometedoras, señalan que no pueden afirmar ni negar su existencia. Y hay épocas en las que parece ponerse de moda proclamar su inexistencia públicamente.

En la actualidad no son pocos los que piensan y viven como si Dios no existiera. Y, sin embargo, en la mayor parte del mundo la fe religiosa conserva su influencia. Las religiones monoteístas son —según el número de quienes las profesan— el cristianismo, islam, sijismo, judaísmo, bahaísmo y zoroastrismo. Sumados, judaísmo, cristianismo e islam, tienen cerca de 2.500 millones de creyentes, es decir, la mitad del género humano.

3. LA ESPIRITUALIDAD EN EL CONTEXTO DE LOS CUIDADOS DE SALUD

3.1. El carácter humano del enfermo

El desarrollo de este subapartado se inicia con el planteamiento que el filósofo Leonardo Polo realizó en su participación como ponente en el III Curso para Directivos y Docentes (1982) de la entonces Escuela Universitaria de Enfermería de la Universidad de Navarra, hoy Facultad de Enfermería, titulada "La persona centro de atención de la actividad de la enfermería". En él, una de sus primeras aseveraciones exime de mayor comentario porque, no sin ironía, demuestra la imposibilidad de reducir la enfermería solo al ámbito de la enfermedad, y lo hace desde el enfermo que está siendo tratado:

"Un aspirante a la salud no puede ser meramente un enfermo, tiene que tener algo que le permita aspirar a lo que no es exactamente la enfermedad, algún recurso. Esto exige una fundamentación antropológica: la noción de enfermedad hay que incluirla en la noción de hombre y, en consecuencia, lo primero que haría falta es establecer cuáles son los rasgos más característicos del hombre para, a partir de ahí, establecer esa especie de modalidad que en el hombre introduce la enfermedad, o lo que para el hombre significa estar enfermo" (Polo, 1982).

A juicio de Polo, es conveniente poner de manifiesto sin tapujos las dimensiones humanas más sobresalientes, las que se deben considerar capitales, aunque respecto de ellas muchas veces se viva al margen, o se ignoren, como si no existieran. Trascendiendo la verdad de Perogrullo —el hombre es un compuesto de cuerpo y alma—, el filósofo reconoce la paradoja y complicación de que no sea solo espíritu ni solo materia, lo cual origina grandes tensiones, sobre todo académicas, y cita la cruda afirmación de Carlos Llano: "Sin querer, somos materiales, somos mortales. La muerte es algo con lo que nos encontramos inexorablemente, pero por otra parte, como somos espíritus, somos inmortales".

Polo busca acercarse al deber ético de la persona enferma, para lo cual inquiere:

"¿Cómo encajar nuestro carácter terminal dentro del otro? Porque lo dramático de la muerte estriba precisamente en que aparece nuestro impulso hacia la inmortalidad. Por eso digo que es distinta nuestra muerte que la de un animal, porque la muerte de un animal es el final sin más; en el hombre no, en el hombre es un término, aparece como una interrupción, porque evidentemente lo es, pero una interrupción respecto de algo que no se interrumpe, que no se puede interrumpir" (Polo, 1982).

Tras poner el dedo en la llaga, el filósofo concluye con una afirmación medular, que marca a su vez el gran reto de todo profesional de la salud: "Es necesario que la enfermera le explique esto al paciente". A continuación, mediante una pregunta y su correspondiente respuesta ahonda en el desafío con el fin de encarecer la tarea que a la enfermera le corresponde asumir:

"¿Qué es el mayor mal para el hombre viviente? Morir, esto es así. El que diga que existe un mal en el mundo peor que la muerte, este no sabe lo que dice: lo peor es la muerte. ¡Edulcorar la muerte! En este sentido yo creo que la enfermería está muy en contacto con el carácter personal, el carácter humano del enfermo, más que el médico, y esto puede ser una diferencia de mucha importancia. ¡Clave!" (Polo, 1982).

Reforzando la ineludible dimensión espiritual, el filósofo deja en la evidencia que en todo el despliegue curativo subyacen los requerimientos del alma, aunque no todos lo reconozcan:

"¿Qué se despierta, si uno se puede curar? Pues sencillamente esperanza, porque superar la muerte es esperanza; es más, la alegría y la esperanza consisten en que uno supera a la muerte. Y la supera porque es un espíritu. (...) Por lo tanto, el enfermo, en la misma medida en que aspira a la curación, está recurriendo a su carácter espiritual; si fuera puro cuerpo la curación apenas le diría nada: qué más da morirse ahora que morirse dentro de cinco años, si uno es puro cuerpo. ¿Por qué la curación tiene tanta importancia? Y, ¿por qué agradecen tanto los enfermos que se les cuide bien? Porque sienten alegría y esperanza. Entonces, una enfermera, un médico también, y en general una institución clínica se inscriben en la paradoja muerte-inmortalidad y deben producir alegría y esperanza" (Polo, 1982).

En su verdadera fenomenología del deber a cumplir por toda enfermera, Polo apura los conceptos para extraer una conclusión drástica:

"Insisto, el hombre es muy complejo, y aquí la complejidad se nota en esto: cuando a un hombre se le ofrece la posibilidad de escapar de la muerte, cuando es bien tratado en una institución competente y su condición humana es respetada y aceptada, los esfuerzos, las colaboraciones para que se cure, la ayuda que le da son valoradas como alegría y esperanza. Por lo tanto, una enfermera triste y desesperanzada, que acepta una antropología reduccionista, que aguanta poca realidad, mal puede afrontar su función" (Polo, 1982).

Son tantos y tan determinantes los efectos que están en juego, que el profesor Polo no deja de señalar la gravedad de la falta: "Tratar a un enfermo como si fuera una cosa, o exclusivamente en función de ese bien que está en grave peligro de perder, es renunciar de entrada a la consideración moral del enfermo, dedicarse a cuidarle como a un animalito".

Pero es posible agregar todavía poderosas razones para allanarse al planteamiento (Polo, 1982):

1ª. "En la medida en que no se omita lo esencial, y eso vale para enfermeras y para cualquier otra profesión, en la medida que uno amplifica su área de atención y de intereses, de tal manera que no haya nada humano ajeno, como decía el clásico, en esa medida se puede afrontar con gallardía cualquier asunto práctico o profesional".

2ª. "Lo que hay en el hombre justifica el cuidado. La enfermería es la teoría y la práctica del cuidado. La filosofía posee una dimensión médica en este sentido: ha de recordar al hombre que si prescinde de lo que es, enferma. ¿Enferma por el virus de la gripe, o de cáncer, o de lo que sea? No, para la filosofía el hombre enferma cuando no acepta su verdad íntegramente".

3ª. "El hombre enferma antes que nada, antes de estar en las clínicas, porque no se acepta. Pero sería una desgracia por partida doble que las enfermeras también se limitaran o buscaran su identidad en un simple rol: entonces, ¿cómo curarían?, o ¿cómo cuidarían? Es un imperativo de la enfermería aceptar al ser humano entero. Los presupuestos antropológicos de la enfermería son imprescindibles" (Polo, 1982).

3.2. La espiritualidad en el contexto de los cuidados de enfermería

3.2.1. Su definición

Es preciso decir que, si bien en la literatura de enfermería el concepto de espiritualidad no tiene una definición única, sí se reconoce su relevancia en los cuidados de salud que prestan las enfermeras y esto ocurre, fundamentalmente, con respecto al cuidado de las personas en las fases agudas de la enfermedad y la atención al final de la vida (Smyth & Allen 2011). Así, la espiritualidad es estudiada principalmente en el ámbito de los cuidados paliativos, donde las pautas para la atención espiritual están más desarrolladas (Kalish, 2012). Es, especialmente en estas situaciones, cuando en la relación que se establece entre la enfermera y la persona enferma, surge el interrogante acerca de la espiritualidad y el sentido de la vida.

A pesar de que en la enfermería se pueden encontrar diferentes definiciones para determinar la espiritualidad y el cuidado espiritual, existe un consenso cuando se afirma que es una faceta importante de la humanidad y un sello distintivo de una atención integral (Clifford & Gruca, 1987; Highfeld & Cason, 1983; Narayanasamy & Owens, 2001; Montgomery, 1991). Esto último deriva del hecho de que el estado de bienestar requiere un armonioso equilibrio entre tres entidades interrelacionadas pero distintas entre sí: cuerpo, mente y espíritu. Ya que cualquier alteración en alguna de estas áreas afecta a las demás y, por tanto, un enfoque holístico en el cuidado es de suma importancia en la restauración del equilibrio armonioso entre ellas (Narayanasamy & Owens, 2001). Junto a esto, hay que decir que, según afirman Wong y Yau (2010), el cuidado espiritual constituye un proceso relevante para mejorar el bienestar de las personas y está íntimamente relacionado con la curación.

Si bien es cierto que en el ámbito de la enfermería existe cierta dificultad para definir la espiritualidad y el cuidado espiritual, diversos estudios dan ejemplos de lo que podría ser. Según Baldacchino (2006), al abordar el concepto de espiritualidad se está tratando de cosas profundas, importantes y grandes en la vida; este autor declara que la espiritualidad constituye una parte fluida y dinámica del todo humano, que es más que la religión y la fe, aunque resulta difícil diferenciarlas.

Tanyi (2002) define la espiritualidad como una búsqueda personal de significado y propósito en la vida, que puede o no estar relacionada con la religión. Explica que implica una conexión con un ser supremo y/o creencias religiosas, valores individuales para lograr el bienestar óptimo. Añade que esta conexión trae fe, esperanza, paz y capacitación. Hubbel (2006), por su parte, añade que el resultado es la alegría, el perdón de uno mismo y de los demás, la conciencia, la aceptación de las dificultades y la mortalidad, una aumentada sensación de bienestar físico y emocional, y la capacidad de trascender más allá de las deformidades de la existencia.

La espiritualidad también se entiende como: "el aspecto de la humanidad que se refiere a la forma en que los individuos buscan y expresan significado y propósito, y en la que experimentan su conexión con el momento, con el yo, con los demás, para la naturaleza y lo significativo o sagrado" (Walker, 2017, p. 18).

Para Koenig (2008), la espiritualidad incluye la lucha, el fin y sentido a la vida, la autoaceptación; es decir, la aceptación de las relaciones consigo mismo, y también con los demás, y entre uno mismo y el universo. Según Akgün, (2016), incluye, además, el significado personalizado, resultante de todo lo que se ha aprendido y adquirido a través de la experiencia de vida.

Narayanasamy *et al.* (2004) dicen que la espiritualidad está presente en todos los individuos y puede manifestarse como una paz y una fuerza que, derivada de la relación percibida con un Dios trascendente, una realidad última, o lo que un individuo valora como realidad suprema.

Junto a estas definiciones, como señalan algunos autores (Pike, 2011; Sessanna *et al.* 2011; Taylor *et al.*, 2014), en la literatura de enfermería se puede evidenciar la diferencia entre el concepto de religión y el de espiritualidad, se ven como dos fenómenos diferentes; el concepto de espiritualidad se considera de forma más amplia que el de religión. La religión es comúnmente definida como un sistema de creencias que contiene los valores sagrados y metafísicos o una idea de Dios, con las directivas de estilo de vida correspondientes, a las que los creyentes pueden adherirse. Por su parte, la espiritualidad es mucho más amplia, y puede incluir prácticas religiosas (Akgün, 2016). Ésta es la afirmación de la vida en una relación con Dios, con uno mismo, la comunidad y el medio ambiente, que nutre y celebra la plenitud. Se relaciona con la capacidad de experimentar e integrar significado y propósito en la vida, mediante la conexión consigo mismo, con los otros, el arte, la música, la literatura, la naturaleza, o un poder más grande que uno mismo (Chung *et al.*, 2007; Wong & Yau, 2010).

Kociszewski (2003) afirma que es necesario recordar que el cuidado espiritual y la asistencia religiosa no son sinónimos. En su estudio, el análisis de ambos conceptos concluye que la atención religiosa ayuda a las personas a mantener su sistema de creencias y prácticas de culto, mientras que la atención espiritual les facilita encontrar significado y propósito en sus vidas, mantener relaciones y trascender un momento dado.

Si bien, del estado de la cuestión, se puede inferir que la espiritualidad y la atención espiritual no son nuevas en la enfermería ni en la atención de la salud, ya que tanto la dimensión de la espiritualidad como los conceptos relacionados con el bienestar y la salud espiritual han sido relevantes a lo largo de su historia; a la vez se evidencia la existencia, como ha dicho, de un considerable desacuerdo sobre cómo se debe definir la espiritualidad y hasta qué punto el cuidado espiritual es parte del rol de las enfermeras (Milligan, 2004). Este disenso acerca de su definición (Molzahn & Shield, 2008; Kalish, 2012; Pike, 2011), junto con cierta confusión acerca de la religión y la espiritualidad, suponen un reto muy relevante para la enfermería (Giske & Cone,

2015, Pike, 2011; Sessanna *et al.*, 2011, Taylor *et al.*, 2014; Tove & Cone, 2015).

En este contexto, se da el hecho de que hay algunos autores que cuestionan, de algún modo u otro, la afirmación de que todos los pacientes tienen necesidades espirituales, relacionadas con una búsqueda universal de significado (Draper & McSherry, 2002; Milligan, 2004; Walter, 2002). Entre estos, Milligan (2004) sugiere que, realmente, puede haber pocas personas que necesitan ayuda de las enfermeras para explorar problemas existenciales y encontrar un significado en su sufrimiento; a la vez que aboga por un enfoque más mecanicista e individualizado. No obstante, un argumento alternativo afirma que la espiritualidad es una experiencia universal que abarca todo el dominio existencial y la esencia misma de lo que es el ser humano (Mount, 2003; Swinton & Narayanasamy, 2002).

Numerosos teóricos de la enfermería han criticado esta falta de una definición clara de la conceptualización del término espiritualidad en la disciplina enfermera. Con frecuencia se preguntan qué les corresponde hacer a las enfermeras con respecto al cuidado espiritual y cuándo es apropiado este cuidado. Reconocen las necesidades espirituales, pero dudan de considerarlas en el marco metodológico del Proceso de Enfermería. Predomina la perspectiva de que todos los seres humanos son espirituales, que cada cual busca el sentido de su vida y del dolor, y se cuestionan dónde debe limitarse el cuidado espiritual que favorezca el apoyo a la persona y se traduzca en esperanza, amor y respeto, en la búsqueda de ese significado.

3.2.2. *El cuidado espiritual en el marco de un enfoque holístico de la práctica profesional de enfermería*

Algunos autores afirman que cuando una persona está en sintonía con su espiritualidad, fuerza vital que unifica, su estado de bienestar físico, mental y social es más equilibrado (Picard, 1997; Stoter, 1995; Watson, 1999). Explican que este bienestar puede radicar en que faculta a la persona para orientarse de acuerdo con el significado y propósito en la vida.

Jomain (1987) se refiere a las demandas espirituales como las necesidades de las personas, creyentes o no, a la búsqueda de un crecimiento del espíritu, de una verdad esencial, de una esperanza, del sentido de la vida y de la muerte, o que están todavía deseando transmitir un mensaje en su vida.

Así, ante la enfermedad y el padecimiento, e incluso la muerte, Hauerwas (1986) sugiere que lo importante es reflexionar sobre la repercusión que estas tienen en la forma de entender la atención al enfermo. A su juicio, el objetivo supremo no debe ser curarle sino cuidarle, no buscar la curación a toda costa porque el dolor y la muerte son fenómenos humanos inevitables. Para este autor, esto no significa que el profesional de la salud no deba paliar la aflicción o procurar su cura, sino que su foco ha de ser el cuidado y, a su parecer, esto tiene un alcance mayor ya que supone ayudarle a integrar la enfermedad y la muerte en la vida del paciente, en el marco de una biografía que, en muchos casos y por los cambios culturales, no está dotada de unidad de sentido.

A pesar de que la enfermería tiene sus raíces en la espiritualidad, la relación entre ambas se volvió menos obvia cuando, a finales del siglo XIX, la medicina moderna centró su atención en el proceso de curar. No obstante, desde la década de los ochenta, esta comenzó a volver a sus raíces e intereses tradicionales (Narayanasamy, 1999a; Narayanasamy, 1999b). Así, en la literatura existe un consenso sobre la importancia de la espiritualidad para la humanidad y con respecto al hecho de que el cuidado del cuerpo, la mente y el espíritu es un sello distintivo de una atención holística (Clifford & Gruca, 1987; Highfeld & Cason, 1983; Narayanasamy, 1999b; Narayanasamy & Owens, 2001; Montgomery, 1991). Esta afirmación es importante porque, como afirman Narayanasamy y Owens (2001), un estado de bienestar personal requiere de un armonioso equilibrio entre estas tres entidades. Así, una incidencia en cualquiera de ellas afecta a las demás; por tanto, se precisa de un enfoque holístico con el fin de lograr una articulación entre ellas. Este hecho cobra especial relevancia en las personas críticamente enfermas, que se enfrentan a acontecimientos desafiantes; en esta situación, los temas espirituales se convierten en preocupaciones importantes (Baldacchino 2006). Ese tipo de hechos suelen provocar un viaje personal de autodescubrimiento que busca y trae el significado o propósito de la vida, y que se expresa en la espiritualidad (Kociszewski 2004).

Esto nos indica que, si bien el cuidado espiritual se ha estudiado y desarrollado más en el ámbito de los cuidados paliativos (Gijsberts, 2011; Kalish, 2012), es igualmente relevante en otras áreas de la atención de enfermería. Este cuidado tiene que ver con las cosas profundas e importantes en la vida y afecta a cómo las personas se enfrentan a diferentes problemas de salud. Tove y Cone (2015) resaltan que el cuidado espiritual de los pacientes cobra especial significado para las enfermeras cuando el dolor del alma les toca y la tranquilidad de la paz espiritual les asombra.

El Consejo Internacional de Enfermería en su Código de Ética (2012) afirma que: "En la prestación de atención, la enfermera promoverá un entorno en el que los derechos humanos, los valores, las costumbres y las creencias espirituales del individuo, la familia y la comunidad son respetados". Igualmente, autores como Giske y Cone (2015) declaran que el cuidado espiritual forma parte de una atención de enfermería holística y es una responsabilidad profesional. Estos investigadores hablan de la importancia de la competencia de la enfermera para el desarrollo responsable de este cometido y lo denominan "alfabetización espiritual". Con él se refieren a la capacidad de la enfermera para leer los signos espirituales de la experiencia humana. Según Hubbel (2006), cuando las enfermeras establecen relaciones de confianza y otorgan un sentido a su presencia, están demostrando su cuidado de la persona humana. Junto a esto, autores como Vlasblom *et al.* (2015) señalan que, cuando se da este tipo de atención, no queda únicamente circunscrita a la persona del paciente sino que abarca la unidad familiar. También otros autores resaltan la importancia de que esta esté incluida en el plan de cuidados y el deber ético, en este sentido, del cuidado de enfermería (Biro, 2012; Pesut, 2009; Saunders *et al.*, 2017).

Si bien para diferentes autores (Baldacchino, 2008; Clark *et al.*, 1991; Martsolf & Mickley, 1998; O'Brien, 2008; Tanyi, 2002) la espiritualidad es un componente de la enfermería profesional; para otros, como Delgado (2005), resulta difícil de alcanzar, debido a que es algo de naturaleza personal. Desde este punto de vista, hay que resaltar que no existe una definición clara o un marco conceptual para el cuidado espiritual que refleje la complejidad de su integración en la práctica de enfermería (Pesut, 2009), sumado a la naturaleza intangible de la espiritualidad y su relación subjetiva con la religión (Burkhart & Hogan, 2008).

A pesar de esto, el cuidado espiritual tiene importancia en el ámbito de la práctica de la enfermería. Chan (2010) se refiere a este tipo de cuidado como "piedra angular" de la práctica de enfermería holística; autores como Clark *et al.* (1991) y Ross (1994) resaltan la necesidad de reintroducirla, de desarrollar más y mejor este tipo de atención (Delgado, 2015; Hellman *et al.*, 2015; Jackson, 2011). Por ello, hay estudios que alertan sobre la urgencia de integrar este tipo de enseñanza en el currículum de enfermería, especialmente en el ámbito de la práctica clínica (Greenstreet, 1999; Chung *et al.*, 2007; Pesut, 2008; Saunders, *et al.*, 2017; Shih *et al.*, 2001).

3.2.3. *Una aproximación a la percepción de las enfermeras acerca del cuidado espiritual*

Como ya se ha dicho, el cuidado espiritual es considerado como uno de los elementos claves de la atención al paciente; de ahí que las diferentes interpretaciones del mismo, por parte de las enfermeras, tengan un gran impacto en la calidad del cuidado que suministran (Wong & Yau, 2010). Junto a esto, diferentes investigaciones han mostrado el hecho de que la percepción que tienen las enfermeras acerca de su propia espiritualidad, influye en el grado con el que identifican las necesidades espirituales de sus pacientes y en cómo planifican e implementan sus intervenciones (Chan *et al.*, 2006; Chan, 2010; Chung *et al.*, 2007).

Se puede decir que, generalmente, las enfermeras no suelen definir claramente la espiritualidad y la expresan en términos de una experiencia personal. Así, en un estudio llevado a cabo por Smyth & Allen (2011), al tratar de definirla utilizaban frases como "[es] lo que uno cree", "es algo personal", o "un proceso de pensamiento incorporado". Este estudio también evidenció que la espiritualidad podía hacerse evidente en cualquier situación de crisis en la vida de una persona, pero, sin embargo, mostró que, para las enfermeras, el cuidado espiritual se revelaba como algo de mayor utilidad en el cuidado administrado a las personas al final de la vida.

De acuerdo con Kociszewski (2003), las enfermeras se refieren a la espiritualidad tanto desde su perspectiva personal como desde la del paciente, así como desde la relación interpersonal paciente-familia-enfermera. Ellas opinan que es, en esta relación, donde se manifiesta su naturaleza. Además, declaran que hay que respetar esta relación para otorgar el cuidado espiritual y favorecer que tenga lugar la curación. Para esta autora, la atención espiritual consiste en 'ser' en lugar de 'hacer'. Esta visión de la espiritualidad hace imposible separarla de los aspectos psicosociales y físicos de "estar en el mundo" con los demás. Significa que cada problema que enfrentan los humanos es fundamentalmente espiritual o, al menos, tiene un componente espiritual. A esto hay que añadir que, según Carroll (2001), todos y cada uno de nosotros, ya sea enfermero, médico o paciente, interpretaremos la espiritualidad de acuerdo con nuestra cultura, creencias, experiencias y antecedentes sociales.

El cuidado espiritual, para algunos, no se limita a las actividades con énfasis en la religión, pero "toca el espíritu de los otros" (Carson, 1989). Solari-Twadell y McDermott (1999) abordan las necesidades espirituales en su definición de la espiritualidad, ese principio de vida que impregna todo el ser, integrando y trascendiendo las otras dimensiones de la vida. "Da sentido a la vida y la muerte. Ofrece el amor y la relación. Incluye la necesidad de perdón, esperanza, confianza y fe. Incluye la creencia en un poder sobrenatural o superior" (Deal, 2010, p. 853).

La importancia de la atención espiritual se apoya en la investigación realizada con enfermeras que dan atención espiritual (Carroll, 2001; Taylor *et al.*, 1994; Stranahan, 2001). Según estas, los aspectos espirituales de la asistencia deben ser iniciados por el paciente y estar centrados en él, no en la enfermera.

Thomas (1989) dice que cuando las enfermeras prestan atención espiritual a sus pacientes, es mayor la posibilidad de desarrollar el propósito y el significado de su propia vida. Se ha encontrado que la espiritualidad personal de la enfermera predice mejor las perspectivas de la atención que presta, así como su capacidad de percepción y nivel de confort en la provisión del cuidado espiritual (Kociszewski, 2003).

3.2.4. *La provisión del cuidado espiritual*

El cuidado espiritual es un concepto subjetivo y dinámico, un aspecto único del cuidado que integra todos los demás. Surge en el contexto de la conciencia de las enfermeras sobre la dimensión trascendente de la vida y refleja la realidad de un paciente. Proveerlo lleva a consecuencias positivas como la curación para los pacientes y la promoción de la conciencia espiritual para las enfermeras. Entender estas necesidades brinda al profesional la oportunidad de abordar la espiritualidad y conectar deseos con acciones para fortalecer la comunicación y la relación enfermera-paciente.

De acuerdo con Wright (2002), la presencia y la atención de la enfermera son fundamentales en la provisión del cuidado espiritual. La enfermera necesita concentrarse en cómo fomenta la apertura a cuestiones espirituales; para ello, entre otras intervenciones, es necesario que muestre una sincera actitud de escucha, preocupación y apoyo, poniendo en juego todos los dominios de su personalidad. También, es necesario que sea competente en la comunicación con el paciente, manteniendo una conversación abierta, de apertura. Y todo esto, mediante la creación de un entorno propicio para el desarrollo de conversaciones profundas.

A veces se concibe la espiritualidad como una construcción relacionada con la salud mental y física; desde esta visión se considera que aquellas personas que gozan de una buena salud mental disponen de una espiritualidad lograda. En este marco, se ofrecen a las enfermeras herramientas clínicas para la medición de aspectos como el bienestar existencial, el optimismo, la capacidad de perdonar, la gratitud, el significado del sentido de la vida, la paz, la armonía y un buen estado general. Sin embargo, para Koenig (2008), esto supone una mirada reduccionista que no da idea de lo que es la espiritualidad.

Como se ha indicado, diferentes autores destacan la necesidad de clarificar el papel de las enfermeras con respecto al cuidado espiritual y cómo considerarlo en el marco del Proceso de Enfermería. En este sentido, si bien, la espiritualidad es vista como un componente de la enfermería profesional (Baldacchino, 2008; Clark *et al.*, 1991; Martsolf & Mickley, 1998; O'Brien, 2008; Tanyi, 2002), se estima difícil de alcanzar (Delgado, 2005; Taylor, 2003). Además, algunos autores afirman que no existe un marco conceptual para el cuidado espiritual (Koenig, 2008; McSherry & Ross, 2002; Narayanasamy, 2008), que refleje la complejidad de su integración en la práctica de enfermería (Pesut, 2009); agravando todo esto, aún más, su naturaleza intangible y subjetiva en su relación con la religión (Burkhart & Hogan, 2008; Dyson *et al.* 1997).

A pesar de esto, diferentes autores afirman que el cuidado espiritual está integrado en las teorías de enfermería y en el sistema de documentación de enfermería (Giske & Cone, 2015; Harding, & Bishop, 2010; Tove & Cone, 2015). Así, diferentes investigaciones sobre cuál es el pensamiento de las enfermeras acerca del cuidado espiritual han permitido identificar algunas de sus intervenciones en este ámbito; entre ellas, cabe destacar algunas relacionadas con la escucha de las preocupaciones de los pacientes, el hecho de facilitarles la expresión de sus creencias y ayudarles a orar y a mirar hacia adentro de sí mismos, mostrarles amabilidad y preocupación, darles soporte para profundizar en sus preocupaciones, y ayudarles a conseguir optimismo y seguridad (Taylor, 2008; Wittenberg, 2017). Además, independientemente de su nivel de espiritualidad personal, las enfermeras proporcionan atención espiritual escuchando y transmitiendo una actitud no crítica (Deal, 2010; Dettmore, 1985).

No hay que olvidar que el desarrollo del cuidado espiritual tiene lugar en el marco de una experiencia, un proceso o fenómeno de naturaleza humana fundamental en la atención de enfermería; la enfermera cuida la esencia de la persona, aquello que constituye su naturaleza, lo permanente, lo más importante y característico de ella. Además, según Vlasblom *et al.* (2015), la evaluación eficiente de la espiritualidad de los pacientes conduce hacia una mejor atención de la unidad familiar, en el mismo ámbito. Conjuntamente, algunos autores como Biro (2012), Pesut (2009) y Saunders *et al.* (2017), sostienen que las enfermeras tienen el deber ético de apreciarla e incluirla en los planes de cuidado de los pacientes.

Otros investigadores, como Delgado (2015) y Hellman *et al.* (2015), han reconocido que la espiritualidad, a menudo, no se aborda en la práctica de enfermería y puede, incluso, no aparecer durante toda ella (Jackson, 2011). Pesut (2008) está de acuerdo con Jackson en que el cuidado espiritual puede ser ignorado en la práctica clínica. Saunders *et al.* (2017) establecen una relación entre esto y un déficit en el currículum de enfermería en este ámbito. Con respecto a este hecho, conviene decir que también otros autores (Chung *et al.*, 2007; Greenstreet, 1999; Shih *et al.*, 2001) expresan que este tipo de formación es esencial junto con un proceso reflexivo en la práctica clínica. Sugieren que los pacientes quieren enfermeras capaces de discutir temas espirituales con ellos.

La comunicación espiritual, como ya se ha expuesto, tiene un importante papel al final de la vida de los pacientes y, en esta situación, la comunicación no verbal, la escucha y la discusión de las emociones, son habilidades destacables de la enfermera, importantes y efectivas.

El hecho de que las enfermeras aumenten su conciencia de la singularidad de cada paciente mediante una atención personalizada, favorece el desarrollo del cuidado espiritual. La evaluación, durante la enfermedad, del estado espiritual junto con la implementación de una atención integral, supone ayudar a los pacientes a encontrar significado y propósito a su situación. Este proceso requiere identificar, describir, explorar, explicar y favorecer una complementariedad entre las necesidades espirituales de coexistir, conocer, amar y hacer uso de la libertad.

En el marco de una relación interpersonal enfermera-paciente, con base científica en los cuatro trascendentales personales que describe Polo (2015), el recurso básico para el cuidado espiritual y la comprensión de la persona enferma es el lenguaje. El diálogo constituye una forma privilegiada e indispensable de expresión, en el que es importante el modo de preguntar, la forma de responder, el tono utilizado, la disposición de un tiempo de calidad (que consiste en escuchar con paciencia y atención); asegurándose de que realmente se le oye y dándole la oportunidad de que él diga lo que necesita decir; esto, antes de dar opiniones o consejos.

Por todo lo expuesto, es imprescindible que el cuidado espiritual se realice con amor. A este respecto el Papa Francisco da la clave para amar como hizo Jesús (Francisco, *Amoris Laetitia*, 2016):

"El amor cuida la imagen de los demás, con una delicadeza que lleva a preservar la buena fama incluso de los enemigos" (p. 88, n° 112).

"El amor nos lleva a una sentida valoración de cada ser humano, reconociendo su derecho a la felicidad" (p. 77, n° 96).

El amor comprende, cuida, protege al débil (p. 78, n° 97); para poder comprender, disculpar o servir a los demás de corazón es indispensable hacerse amable, sanar el orgullo y cultivar la humildad (p. 79, n° 98).

3.2.5. El cuidado espiritual: su alcance en los pacientes y las enfermeras

Según los estudios de Kociszewski (2003) y Van Dover y Bacon (2001), la experiencia de dar asistencia espiritual es poderosa, llena de significado, muy personal, tanto para la enfermera como para el paciente, y tiene efectos positivos para ambos. Las enfermeras que participaron en estos estudios suministraron cuidados espirituales que consistieron en actividades como rezar por él hasta, simplemente, sentarse y escucharlo; el objetivo fue su paz y confort.

El estudio de Wittenberg (2017) revela que muchas enfermeras han compartido sus propios antecedentes personales, espirituales o religiosos, con los pacientes, y que esas experiencias de intercambio fortalecieron su propia fe. Para estas enfermeras fue evidente que los pacientes querían discutir acerca de temas espirituales durante la atención que recibían. Al igual que en el estudio de este autor, la investigación de Thomas (1989) identificó que cuando las enfermeras proporcionan atención espiritual a sus pacientes, la posibilidad de agrandar el propósito y el significado de su propia vida es mayor.

Del mismo modo, en la investigación de Wittenberg (2017) se reveló que las enfermeras experimentan que el cuidado espiritual que proporcionan a sus pacientes tiene un impacto beneficioso y positivo en la calidad de la atención que les dan. Asimismo, en el estudio de Wong y Yau (2010) las enfermeras afirmaron que la espiritualidad juega un papel importante en la curación de los pacientes, a través de relaciones de cuidado e introducción de esperanza, porque pueden ayudar a los pacientes a sobrellevar el miedo y la incertidumbre.

Diferentes estudios han mostrado que, para los pacientes, el cuidado espiritual es un factor positivo en su atención (Albaugh, 2003; Kociszewski, 2003; O'Brien, 1982) e, igualmente, las enfermeras piensan que para las personas, en distintas situaciones de enfermedad, es importante (Narayanasamy & Owens, 2001; Van Dover & Bacon, 2001). Tanto los pacientes como las enfermeras describen el cuidado espiritual como aquellas intervenciones que promueven la conectividad, un sentido de sentimiento conocido y comprendido, así como una búsqueda para encontrar significado.

El viaje enfermera-cliente a través de la atención espiritual fue documentado por Kociszewski (2003). El cuidado espiritual parece ser beneficioso para los pacientes cuando se observa una creencia compartida. La enfermera puede apoyarlos con intervenciones espirituales en el tiempo que pasan con ellos, escuchando y, si así lo solicitan, rezando con ellos (Deal & Grassley, 2012).

Las enfermeras encuentran comúnmente dolor y sufrimiento (Davitz, & Pendleton, 1969; Wright, 2005); aliviarlos es un foco de su trabajo (Reed, 2003). Lo que los pacientes creen acerca de su malestar se relaciona con sus convicciones religiosas y espirituales (Reed, 2003; Wright, 2005; Deal, & Grassley, 2012).

Si bien, como afirma Taylor (2008), la espiritualidad es un tema de interés creciente en la literatura de enfermería, parece ser que todavía es necesario llevar a cabo estudios rigurosos que traten en mayor profundidad este concepto y su relación con la enfermería, con la cultura, su impacto en los resultados, etcétera (Clarke, 2009; Koenig, 2008; Molzahn, & Shields, 2008; Paley, 2008; Pike, 2011; Ross, 2006; Swinton, 2006).

El espíritu impregna todas las facetas del ser humano: física, psicológica, emocional y social; puede ser un aspecto positivo, negativo o neutro de la vida de una persona. Para los pacientes críticamente enfermos, los temas espirituales se convierten en preocupaciones cruciales que surgen cuando los individuos se enfrentan a acontecimientos desafiantes (Baldacchino, 2006). Ese tipo de eventos suele provocar un viaje personal de autodescubrimiento que busca y trae el significado o propósito de la vida a esa persona y se expresa en la espiritualidad (Kociszewski, 2004).

CAPÍTULO 2
LA ESPIRITUALIDAD A LA LUZ
DE LEONARDO POLO

La enfermera, si no se ocupa de cuidar la dimensión de la espiritualidad del paciente, deja pasar lo más importante, la persona, lo de más valor, que se forja libremente en el interior de cada quien en el trascurso de la vida y permanece por la eternidad. Polo en su *Antropología trascendental* ofrece un aporte que aprovecharemos en este capítulo, porque le permite al profesional de enfermería comprender la persona humana, su espíritu, y saber cuáles son las 'necesidades espirituales', así como la relevancia de ayudar a la persona que cuida a satisfacerlas.

1. Persona humana y bases filosóficas en la apreciación de las "necesidades espirituales" de la Disciplina de Enfermería

Nuestra investigación quiere centrarse en las 'necesidades' de la intimidad o corazón humano; es decir, de la persona o acto de ser, no propiamente en las manifestaciones humanas, tanto las propias de la esencia del hombre como las de la naturaleza corpórea humana, las cuales son nativamente deficientes. Unas, las de la esencia, se pueden enriquecer sin término, mientras que las otras, las de la naturaleza orgánica, crecen durante cierto tiempo y hasta cierto punto, tendiendo luego a la baja y terminando por corromperse y desaparecer con la muerte. Queremos centrarnos, por tanto, en las necesidades del espíritu o persona humana (Polo, 1996a).

Siguiendo la filosofía de Polo, podemos decir que en el hombre hay que distinguir diversos tipos de necesidades. Al menos los tres siguientes: a) *naturales*, referidas al cuerpo humano; b) *esenciales*, referidas al crecimiento de la inteligencia con hábitos, a la voluntad con virtudes y al yo en la conformación de la personalidad; c) *personales* o del espíritu, en orden a crecer de cara a Dios.

En efecto, Polo tiene una visión tripartita del hombre: a) la *naturaleza* corpórea humana o 'vida recibida' en herencia de nuestros padres; b) la *esencia* del hombre o 'vida añadida', conformada por el alma y las potencias inmateriales (inteligencia y voluntad); c) el *acto de ser* personal o la persona o espíritu, que conforma la 'vida personal'. Por tanto, hay que decir que las 'necesidades' espirituales surgen de la vida personal, contribuyen a conformarla y en el proceso de satisfacción se va forjando el núcleo personal del hombre.

Las necesidades espirituales son las propias de la libertad personal, del conocimiento personal, y del amor personal. Son requerimientos de todas las personas por su constitutiva apertura a la trascendencia divina. Pero como cada una de ellas es distinta, también lo es su necesidad de dirigir la libertad personal al destinatario que la pueda acoger, de ser conocida, de ser amada. La persona humana ha sido creada para alcanzar la felicidad en la vida terrena y en la eterna. Cada quien está llamado a ocuparse de satisfacer sus necesidades espirituales para conseguir su plenitud, desarrollando virtualidades naturales y sobrenaturales, dando los frutos esperados por el Creador, en su servicio y en el de los demás seres humanos, haciendo de sí mismo el ser personal que está llamado a ser con Dios y con los demás.

El principal ámbito de perfeccionamiento personal es el hogar, donde la persona humana ordinariamente nace, crece y se desarrolla. Por eso los padres deben esforzarse cada día por luchar en la satisfacción de las necesidades espirituales y así, con su vida y esfuerzo, educar a sus hijos para que sean personas capaces de poner su libertad al servicio del amor y aprendan a ocuparse de las necesidades del espíritu de su persona (Polo, 1996a).

En el proceso de satisfacción de las 'necesidades espirituales' se va forjando el núcleo personal del hombre, el acto de ser humano, la persona; así, más que decir qué es, conviene decir qué será (Polo, 1996a), ya que, mientras vivimos, no estamos consumados, no hemos alcanzado enteramente nuestro nombre o sentido personal. Como estos descubrimientos polianos acerca de lo trascendental o íntimo en el hombre son compatibles con la revelación cristiana, Polo orienta su antropología hacia la cristología (Polo, 1996b; 2015; Sellés, 2019).

El hombre emplea su riqueza constitutiva en su actuación y es menester que ese proceder sea ejemplar para los demás, pero, sobre todo, acorde con su sentido personal único. Se puede decir que para todas las personas es válida una educación común integral, pero, en la medida en que se va descubriendo el sentido personal único e irrepetible de cada una, hay que matizar esa educación en cada facultad y manifestación humana en común, y siguiendo la secuencia de la biografía humana. Primero, en el tiempo, en la infancia, consiste en tener una buena educación sentimental para equilibrar las emociones; luego, en la adolescencia y juventud, es más relevante disponer de una buena educación racional que permita ir conformando los hábitos intelectuales adquiridos, lo cuales matizan los sentimientos; más tarde, en la entrada en la madurez es fundamental tener una adecuada educación en la virtud, que es el perfeccionamiento intrínseco de la voluntad. Las virtudes, en especial las virtudes superiores como la amistad, abren la puerta de la intimidad. En este sentido, Polo (1996b) dice que la virtud es el punto en que el tener toma contacto con el ser del hombre, la conjunción de lo dinámico con lo constitucional. Esta se adquiere, sobre todo, en el trato confiado con los demás. Como afirman autores del siglo XX, entre los pertenecientes a los denominados filósofos del diálogo, como Lévinas (citado en García, 2004), Buber (citado en Gordillo, 2004) o los personalistas como Mounier (citado en Díaz, 2004) y Nédoncelle (citado en Sellés, 2015a), la persona humana, por su misma naturaleza, requiere de la vida social, de la reciprocidad de servicios, del diálogo. La vida social es ocasión para que el hombre crezca en todas sus potencias y para que las enriquezca de cara a responder a su novedosa irrepetibilidad, en rigor, a su divina vocación.

La familia y la comunidad política son los vínculos sociales necesarios para el cultivo del hombre. También, el trabajo es un bien para su humanidad porque, mediante él, el hombre no solo transforma la naturaleza adaptándola a las propias necesidades, se transforma a sí mismo por dentro, se hace más hombre (Corazón 2007). Desde este punto de vista, Polo (2007, pp. 549-570) afirma que "el hombre es el perfeccionador perfectible", ya que, en la medida en que perfecciona la realidad física, se perfecciona internamente mediante la virtud (Sellés, 2020a). A esto, que es de orden natural, le cabe un añadido de dimensión sobrenatural, ya que la integración de la dimensión psicofísica de la subjetividad espiritual está condicionada a que la voluntad humana se someta a la santidad de Dios. El origen de esta perfecta integridad es la presencia de la gloria de Dios en el espíritu humano (Caffarra, 1995).

El *acto de ser* personal humano es realmente distinto de la *esencia* o modo de ser. Dos son los modos de ser: varón y mujer. El espíritu o persona de cada quién se manifiesta por medio del psiquismo y del cuerpo en una doble tipología básica: varón y mujer, pues en el hombre no hay otra posibilidad de existir, de manifestarse, ya que el espíritu se une a un cuerpo que necesariamente es femenino o masculino; no hay más tipologías allende esta dualidad básica (Ahedo, 2010). Pero repárese en que, según Polo (2015a), carece de sentido hablar de 'persona masculina' y 'persona femenina', porque dicha tipología afecta a la naturaleza y esencia del hombre, no al acto de ser personal, pues a este nivel cada persona es distinta de las demás. Encuadrarla en tipologías sería rebajar su dignidad.

2. DUALIDADES VITALES

El ser humano es un ser vivo que nace, crece, se desarrolla, puede reproducirse y muere, y aunque su correspondencia constitutiva es con el bien y solo con el bien (Polo, 2015a), siempre está interpelado por el mal (Sellés, 2006a). Es el ser que nace más desvalido de la creación (Polo, 2003), pues necesita aprenderlo todo, nace con cerebro y manos. Y cada persona es más que lo humano que tiene a su disposición.

Pero esta definición, según algunos pensadores del s. XX, como Nédoncelle (1974), es insuficiente. En efecto, la persona no es ninguna 'sustancia' (palabra que designa a los seres inertes, es decir, a los compuestos hilemórficos conformados por causa material, causa formal, y que sufren movimientos extrínsecos, causa eficiente 'ex qua'; de ese estilo es, por ejemplo, la antropología de Millán-Puelles (Sellés, 2013a); tampoco es 'individual', porque este término denota separación, mientras que la persona es apertura, coexistencia, relación, como dicen Guardini (1797) y Ratzinger (1968), hasta el punto de que una persona sola es imposible, el 'con' es constitutivo de todo ser personal (Polo, 2015). A la par, persona es más que 'naturaleza', término que se refiere a los seres con vida biológica; es decir, a los que además de estar conformados por causa material y causa formal, se distinguen de los inertes por la causa eficiente intrínseca o 'in qua'; esto es, porque son principios de operaciones y regulan sus movimientos desde dentro, desde su principio vital. En cuanto a lo 'racional', este vocablo describe a la inteligencia y, por redundancia, a la voluntad, pero no a lo íntimo, precisamente a la persona (Polo, 2011), porque es evidente que ninguna persona se reduce a su razón y a su voluntad; tampoco a su corporeidad.

La persona 'tiene' una naturaleza orgánica que le ha sido regalada, la cual debe respetar y perfeccionar en el amor; por ejemplo, debe desarrollar la castidad, virtud que orienta la actividad de la sexualidad hacia su propio bien, integrándolo en el bien de la persona y que impregna de racionalidad el ejercicio de la sexualidad. Pero la persona no es su naturaleza ni ninguna de sus facultades. La persona 'tiene' unas potencias inmateriales, la razón y la voluntad, que son de la persona, no la persona. Estas potencias, en la medida en que son activadas y desarrolladas con hábitos y virtudes, conforman en buena medida la personalidad humana. Pero la persona no es su personalidad, sino que guarda una distinción real, jerárquica, respecto de ella (Sellés, 2004).

Precisamente por eso, la puede matizar, corregir y cambiar. A la personalidad, Polo (2015) la denomina 'esencia del hombre'. En consecuencia, la persona no es para su naturaleza corpórea ni para su esencia inmaterial, porque estas no son la persona sino de ella. La persona humana es el acto de ser que cada quién es, la realidad estrictamente novedosa, irrepetible, sin precedentes ni consecuentes, que ha sido creada 'por' y 'para' el Dios personal, ya tenga el modo de ser (tipología básica) de hombre o mujer. Como persona (no como esencia o naturaleza) es imagen de Dios, pero cada quién es una imagen distinta. Por eso, la persona no se reduce al cuerpo o a las tipologías psicofísicas, sino que es espiritual y trascendente, con una dignidad especial superior a lo común humano (Polo, 2015a). Lo que precede indica que Polo tiene una visión tripartita del hombre; significa que en el hombre hay varios niveles de vida o dualidades vitales: la natural, la esencial y la personal (Piá-Tarazona, 2001). La primera es la vida corpórea, que aúna lo vegetativo y lo sensitivo; la segunda es la vida de la inteligencia, de la voluntad y del yo o personalidad, es decir, la vida psíquica. La tercera es la vida espiritual, la de la intimidad personal. La natural biológica y sensitiva cede a la muerte; la intelectiva, no. Tampoco la personal, que afronta la muerte. A la primera, Polo (2011) la llama 'vida recibida', a la segunda, 'vida añadida' y a la tercera se le puede llamar 'vida personal' (Polo, 2011; Sellés, 2012).

Naturaleza es lo recibido en el hombre como herencia paterna. A la naturaleza humana pertenece lo común al género humano que es de orden orgánico y psíquico, la corporeidad, las funciones vegetativas; es decir, la nutrición, la reproducción y el desarrollo; pertenecen, asimismo, las potencias sensibles, sentidos externos e internos, los clásicamente llamados apetitos concupiscible e irascible. Aunque las facultades inmateriales, a saber, la inteligencia y la voluntad estén al inicio o en estado 'natural' a cero, es decir, siendo potencias pasivas, estas no son heredadas de los padres, puesto que carecen de soporte biológico. Nativamente dependen de la persona o acto de ser, pero no pasan de potencias pasivas. Con el transcurso del tiempo, y teniendo en cuenta la maduración de las facultades sensibles, la persona las activa y las pone en vinculación con los sentidos y apetitos sensitivos. Pero en estado natural estas son potencias pasivas o, dicho con expresión aristotélica, *tabula rasa*.

Si la persona humana activa y perfecciona sus potencias inmateriales ya no se puede hablar en ellas de mera 'naturaleza', sino de incremento perfectivo, al cual Polo (2015) denomina esencia. Con dicho perfeccionamiento se posibilitan las manifestaciones humanas que, más que naturales, son esenciales, perfectivas y susceptibles de crecimiento irrestricto: la ética, el trabajo, la cultura, la técnica, la economía, la sociedad. En la naturaleza corpórea humana todos los componentes tienen que ver con todos y, asimismo, aunque en mayor medida, las diversas dimensiones de la esencia inmaterial humana tienen que ver entre sí. A esto, este autor llama carácter sistémico de la esencia del hombre. De manera que, para una correcta comprensión de ellas, se debe abandonar el método analítico, porque comporta un estudio parcial y separado de una determinada realidad humana de orden orgánico o psíquico.

Como el método analítico denota aislamiento, separación, y lo humano del hombre es aunado, es decir, no son piezas aisladas que se vinculan artificialmente, se debe recurrir al método de estudio sistémico o reunitivo (Polo, 2015). La exposición integradora de las diversas dimensiones naturales y esenciales corresponde, según este autor, a la ética. La ética es la disciplina adecuada para el estudio de la esencia del hombre, porque 'esencia' denota 'perfección' de la inteligencia con hábitos, de la voluntad con virtudes y del yo mediante la maduración de la personalidad, y todos ellos en unión armónica teniendo en cuenta que tales perfecciones favorecen el cuidado de la corporeidad humana. Para Polo (2015), la esencia del hombre es el disponer, aquello según lo cual dispone (es decir, dispone según su modo de ser, sin disponer de ella a su antojo); pero no es quien es. Del plano de la esencia del hombre son las facultades superiores del alma humana, la razón y la voluntad cuando están perfeccionadas por los hábitos y virtudes respectivamente. Y, también, pertenece a este nivel humano el yo o la personalidad o, dicho con palabras de Polo, el 'ápice de la esencia' humana, a la que en terminología clásica llama 'alma', y hace coincidir con el hábito innato de la sindéresis, en el que distingue una doble vertiente: 'ver-yo', la cual activa a la razón, y 'querer-yo', que activa a la voluntad (Polo, 2015; Sellés, 2012). Las expresiones aunadas de 'ver' y 'querer' con 'yo' indican que en cada caso el yo no es ningún 'sujeto' o 'persona', sino un instrumento nativo de la persona para activar, bien la razón, bien la voluntad, y dotarlas de perfecciones adquiridas (hábitos y virtudes, respectivamente).

Por su parte, persona es cada quién, no la naturaleza o la esencia según las cuales dispone cada quién. La persona humana no se reduce a la naturaleza humana. Lo humano es la naturaleza en cada quién, de cada persona. No solo cada hombre es persona; cada ángel, por ejemplo, también lo es, y ninguno se reduce a la naturaleza angélica. Y Dios, asimismo, también es personal, pues pese a ser un solo Dios, una única naturaleza divina, no es unipersonal —ya se ha adelantado que la noción de persona única es absurda, pues persona es apertura, relación personal—, porque no se reducen las personas divinas a la naturaleza divina, sino que Dios es tripersonal, según es sabido por la fe sobrenatural.

Persona significa subsistencia frente a todo, es decir, no necesitar. Pero significa también coexistencia libre, cognoscente y amante. El hombre como persona es la criatura que se mantiene, que se sostiene 'frente a'; es la criatura que se enfrenta a otras realidades, que es superior a ellas, las desborda, las comprende y las pone a su servicio; pero mantenerse significa también un destinarse que apunta más allá del universo, pues si es apertura personal, por fuerza requiere correspondencia personal, y es patente que el universo no es personal. Tampoco las demás personas humanas dan razón del ser personal que una única persona humana es y está llamada a ser. Por eso cabe indicar que, si bien "la persona es lo más radical en el hombre, no es lo más radical sin más. Dios es la radicalidad máxima; la persona humana no lo es, puesto que es creada" (Sellés, 2012, p. 68). Lo que precede denota que la intimidad humana no es cerrada o clausurada, sino abierta íntimamente al ser personal divino y, además, susceptible de ser elevada por Dios. Solo en este sentido hablamos de 'necesidades espirituales', lo cual indica, conviene insistir, no que la persona humana sea deficiente o constitutivamente pobre, lo cual sería en rigor culpa de su Creador, sino que es constitutivamente creciente en orden a Dios y que, por tanto, solo con él puede alcanzar la felicidad a la que le impele su intrínseco crecimiento.

El ser que uno es, esto es, la persona humana, es el núcleo personal, el corazón, el espíritu del hombre. Según Polo (2015), al acto de ser humano lo estudia la antropología y al acto de ser del universo, la metafísica. A distintas realidades, distintas disciplinas filosóficas, porque la persona humana es superior al universo, ya que el ser humano es personal, coexistente, libre, cognoscente y amante, mientras que el del universo, pese a ser persistente, carece de estos radicales personales (Polo, 2015). La persona o acto de ser humano tiene a su disposición de entrada la naturaleza corpórea humana. De él depende también el desarrollo de la esencia inmaterial del hombre, el perfeccionamiento progresivo de las potencias que no tienen soporte orgánico –inteligencia y voluntad– y de la personalidad o yo. Tras la muerte, la persona deja (de momento) la naturaleza corpórea; en cambio, la esencia acompaña al acto de ser. Lo que precede se entiende mejor diciendo que el hombre ha recibido en herencia lo natural de sus padres: el cuerpo y sus facultades con soporte orgánico y sus funciones vegetativas y respectivos movimientos; ha recibido de Dios el alma con sus dos facultades en estado natural: la inteligencia y la voluntad; pero sobre todo ha recibido del ser divino el *acto de ser*, el ser personal que se es y se está llamado a ser. Es necesario aclarar que la inteligencia y la voluntad pertenecen a la parte incorpórea, porque este tema

hoy se halla sumido en confusión; pero no es nuestro cometido aportar prue-
bas clásicas o recientes para demostrar la inmaterialidad de dichas potencias.

Según Polo, la persona humana, espíritu, corazón, intimidad humana o
núcleo personal, está conformada por distintos 'trascendentales personales'
(Sellés, 2012, p. 73); es decir, perfecciones puras (sin mezcla nativa de im-
perfección) que no pueden faltar a ninguna persona, los cuales son distintos
jerárquicamente entre sí. Sin embargo, conviene aclarar que, en la *Antropología trascendental*, cuya primera edición es de 1999, Polo indica que existen
cuatro trascendentales personales: la coexistencia, el conocer personal, el
amar personal y la libertad personal. Por tanto, distingue la coexistencia de
la libertad. Sin embargo, en su último libro, *Epistemología, creación y divinidad*, publicado póstumamente por primera vez en 2014, Polo habla de ambas aunadamente, porque una coexistencia que no fuese libre no sería personal. De modo que la última palabra en su vida, respecto de este tema trascendental, es que en la intimidad humana existen tres perfecciones realmente distintas las cuales, de inferior a superior, son la coexistencia libre, el
conocer y el amar personales.

Con la expresión "radical", derivada de "raíz", se intenta aludir al núcleo
personal, no a las hojas de sus manifestaciones. Debe entenderse por radicales a esos rasgos nucleares de la persona humana que constituyen distintos
aspectos y que se pueden describir de su núcleo personal. No se trata, por
tanto, de asuntos pertenecientes a la esencia humana, sino su acto de ser
abordado desde diversos ángulos. No son algo que la persona tenga, sino que
es. No son asuntos de los que la persona humana dispone, sino dimensiones
que la conforman; en rigor, su ser. Tales radicales caracterizan a toda persona, no solo a las humanas. También a los ángeles y a las personas divinas.
En efecto, una persona que no fuese constitutiva y libremente abierta a otras
personas no sería persona; una persona que no fuese constitutivamente cognoscente y amante, aceptante y donante por tanto no sería apersona.

Los trascendentales personales son perfecciones más puras que las de los
transcendentales metafísicos: ser, verdad, bien y belleza (Armendáriz, 2015).
El término trascendental designa a una perfección pura, un acto, existente
en toda realidad. No debe confundirse con 'universal', el cual es una perfección existente en muchos dentro de un género. Se trata de realidades plurales
interrelacionadas entre sí. Por tanto, existen dos tipos de trascendentales: a)
los metafísicos y b) los personales. Polo lleva a cabo una ampliación de los
trascendentales clásicos, que son los metafísicos. En efecto, en su *Antropología trascendental* (Polo, 2015) amplía los trascendentales metafísicos (ser,
verdad, bien, belleza) a los antropológicos (coexistencia, libertad, conocer y

amar), indicando que los metafísicos dependen de los antropológicos, pues sin conocer no cabe verdad, sin amar no cabe bien, sin coexistencia no cabe ser o existir, y la necesidad se subordina a la libertad, no a la inversa, porque la libertad es superior a la necesidad; por tanto, el ser no libre, el del universo, está creado para el libre, el humano. También cabe decir que la belleza metafísica está en función de la personal, la cual es más reunitiva que aquélla, puesto que reúne hacia la intimidad. Los trascendentales personales pertenecen al acto de ser personal (Sellés, 2009).

3. LAS NECESIDADES ESPIRITUALES

El hombre posee muchas potencias que, por definición, son necesitantes, pues están diseñadas para ser progresivamente actualizadas, pero que nativamente son carentes. Polo (2003) lo explica señalando que el hombre debe hacer uso de sus potencias para el logro de la satisfacción de sus necesidades; por ejemplo, frente a la necesidad de alimentación se conforma el saber que hoy lleva por nombre Dietética y Nutrición; se ocupa, asimismo, entre otras cuestiones, de cocinar esos alimentos, de presentarlos en forma atractiva, de comerlos con cubiertos, y con ello crea el arte culinario. Pero este autor añade que es un error pensar que se puede explicar al hombre desde sus necesidades. Ocurre, al contrario, es más bien el hombre quien inventa necesidades. Así, es un error pensar que el hombre inventa la flecha porque tiene necesidad de comer carne. El hombre la inventa porque encuentra la oportunidad en la rama. El hambre, en todo caso, le acuciaría a comer y conseguir alimento. Pero la necesidad acuciante de comer empujaría al hombre a conseguir alimento y no a pensar cómo se hacen las flechas (Polo, 2003).

Cuando se habla de necesidades humanas se refiere a que la persona humana debe hacer frente continuamente a los cambios del medio ambiente que lo rodea, a su relación con los otros seres humanos. En esta dinámica es constante la diversidad de necesidades que le surgen y, por tanto, también los intentos por satisfacerlas. Las necesidades humanas encuentran su fuente en la vida misma, que tiende a su conservación y desarrollo, a su continuidad y realización. El ser humano tiene conciencia de sí mismo, de sus necesidades, posibilidades y limitaciones, de poder influir en otros y ser influido. Es exigido biológica, psicológica, espiritual y socialmente a una serie de ajustes consigo mismo, con Dios, con los demás, con el ambiente, gracias a los cuales se pone en un equilibrio dinámico, que se traduce en alcanzar determinados estados para enfrentar nuevas exigencias (Armendáriz, 2015).

La conducta es el medio por el cual el individuo establece contacto desde su intimidad con el mundo externo. La expresión de la necesidad puede ser directa o encubierta, y una misma conducta puede ser expresión de varias necesidades (Armendáriz, 2015).

Maslow (1999) clasifica las necesidades humanas ordenándolas según su prioridad, en cuanto a su satisfacción: necesidades fisiológicas, necesidades de protección y seguridad, necesidad de amor y pertenencia, necesidad de estimación y necesidad de realización personal. Pero, además del anterior elenco, la persona tiene una llamada especial de servicio, de entrega a los demás; una urgencia de preocupación, de favorecer el bienestar de los otros, que se concreta en ayudar en la satisfacción de las necesidades de sus semejantes. Las primeras necesidades parecería que son las físicas, pero las que dependen de la inteligencia y la voluntad no pueden ser secundarias, ya que es la racionalidad la que integra lo sensitivo, lo físico, lo social. La necesidad inmaterial es la propia de la inteligencia y de la voluntad (Armendáriz, 2015).

Pues bien, cabe añadir que, por encima de las anteriores, están las "necesidades" personales, la del conocer el propio sentido personal, la de ser enteramente amado, es decir, aceptado, la de orientar su libertad personal a su fin propio, de tal modo que la libertad personal se emplee por entero y sea enteramente aceptada; se trata de su apertura coexistencial a su Creador, la cual no es solo originaria en cada persona creada, sino que es por encima de esta libertad originaria una libertad referida al destinatario personal, al único que puede ser entera réplica de la persona humana y la puede acoger enteramente. La persona, al desarrollar la vida interior, busca el cumplimento felicitario que Dios puede otorgar a su intimidad, pues ya se ha indicado que ella no puede culminar felicitariamente desde sí. Su fin está en Dios, conociéndolo, tratándolo. A la vez, con su ayuda, se va conociendo a sí misma para luchar por su mejora personal. Conviene indicar que aquí se ha entrecomillado la palabra "necesidades", porque a nivel de persona no somos carentes, imperfectos, potenciales, sino actos, y no actos menores como operaciones inmanentes o hábitos, sino como actos de ser. La persona no es carente sino efusiva, desbordante, y, además, es creciente y elevable de cara a Dios. No se trata de que en tal crecimiento pase de potencia a acto, sino de acto a más acto; por eso Polo la describe con el adverbio, además, lo cual denota que, al igual que el significado de un adverbio se comprende mejor en correlación con el sentido del verbo al que acompaña, la persona humana se comprende en correlación con Dios.

La persona humana, el acto de ser personal, crece en orden a Dios, su único origen y destinatario (Polo, 2015a). La persona humana no encuentra por entero su sentido personal al abrirse a su intimidad, por lo que tiene que buscarlo abriéndose personalmente a un ser personal que se lo pueda manifestar por completo. Y obviamente, tal manifestación no depende de ninguna otra persona humana, porque a toda persona creada le ocurre lo mismo que a ella: que ninguna puede dotarse a sí misma de su entero sentido, y es claro que nadie puede dar aquello de lo que carece. Por tanto, la búsqueda de tal sentido la persona humana la dirige constitutivamente al ser personal divino. Polo dice al respecto que la persona busca su réplica, que no encuentra en su intimidad, en quien le puede manifestar su sentido propio de modo completo (Sellés, 2020b).

En suma, la réplica, el destinatario de la persona humana, no está en ella, sino en el ser personal divino. La persona humana requiere de Dios para ser aceptada y conocida enteramente, para expandir su libertad en el ámbito de la máxima amplitud. Pues bien, en orden a esa culminación se habla aquí de 'necesidades espirituales' (Sellés, 2012). Pero conviene reiterar que no se trata de que nativamente el acto de ser personal humano sea potencial, carente, imperfecto y, por tanto, 'necesitado', sino que, pese a su novedosa e insólita perfección, es una perfección que puede crecer irrestrictamente en orden a coexistir libre, cognoscente y amorosamente con el ser personal divino, porque en relación con él siempre se puede crecer. Pues bien, debido a ese constitutivo crecer, Polo designa al acto de ser personal humano con el adverbio 'además' (Polo, 2015).

La persona humana, después de meditar en el sentido personal de su intimidad, advierte que es radical, no como el que se da en la periferia de su existencia. No es difícil transformar ese conocimiento en acción, pues ¿quién más que esa persona puede tener la seguridad de que su vida tiene sentido? Cuando se conoce y se acepta como la persona que es y está llamada a ser, se entrega y da dones, conforma obras externas según su irrepetible 'encargo divino'. La persona es capaz de dar a los demás; no se trata, pues, de preguntarse quién es mi prójimo, sino de quién soy yo prójimo, porque, si no lo soy, no soy persona, porque persona es apertura, relación, aceptación. Tal persona ayuda a los demás a satisfacer sus 'necesidades' con ese *plus* de amor personal y divino. Por eso albergará en su intimidad compromiso, renuncia, capacidad de entrega a los demás, y consecuentemente, fortalecerá su carácter (Armendáriz, 2015).

Al desarrollar su vida interior servirá mejor y le será más fácil cumplir día a día con fidelidad su quehacer. Ver esto en la profesión de enfermería dedicada al cuidado de las personas humanas como distintas es sumamente fácil. ¿Por qué debe servir personalmente a las personas? Porque nota que, como ella misma, toda persona tiene 'necesidades' espirituales, que, a mi modo de ver, son de dos tipos:

a) Necesidades espirituales naturales

El acto de ser personal tiene tres raíces que hemos de cultivar satisfaciendo sus 'necesidades' básicas para alcanzar la felicidad personal a la que estamos llamados y poder desplegar, en la esencia del hombre, la personalidad que responda al sentido personal propio. Pareciera que las necesidades espirituales son las relacionadas con las potencias espirituales; la inteligencia y voluntad, que son las que ordenan, congregan, dirigen el resto de las potencias del cuerpo, las que concretan el comportamiento, la vida biográfica del ser humano. Pero, sin el crecimiento de los trascendentales personales que permiten alcanzar el fin personal, la mejora de aquellas potencias es superflua.

Desde luego que, como enseñó Aristóteles (citado en González, 1996), es necesario forjar la 'segunda naturaleza' mediante la virtud, para poder así conseguir el fin de la felicidad humana, satisfaciendo las necesidades de las facultades superiores, la razón y la voluntad. Pero el fin felicitario de la persona no es el fin de su inteligencia, alcanzar cada vez más la verdad, ni tampoco el fin de su voluntad, alcanzar el bien común último y definitivo, porque el fin de estas facultades no es personal. En efecto, ni la verdad ni el bien tienen constitutivamente sentido personal. Por eso Polo (2015) dota de un añadido personal al modo clásico –aristotélico-tomista– de entender la felicidad. En efecto, la felicidad personal humana no se colma con la verdad ni con el bien, sino con un conocer personal que me conozca enteramente y con un amar personal que me acepte irrestrictamente.

Podemos decir que la 'necesidad espiritual' es la 'necesidad personal' del acto de ser humano. En ella está implicado el ser que somos, nuestra entera libertad, nuestro sentido personal y el amor que nos conforma como personas distintas. Implica, asimismo, todos los afectos del espíritu que acompañan a esos co-actos que conforman nuestro ser o intimidad: la esperanza, la confianza personal, el gozo (alegría del espíritu) y la paz, el enamoramiento, lo cual conlleva profundas implicaciones para el bienestar natural tanto del cuerpo como del psiquismo humano (Sellés, 2006a).

Por eso, cada persona requiere de asistencia espiritual, personal, no exclusivamente en sus periodos de sufrimiento y enfermedad, sino también en su vida ordinaria. Necesita servicio no solo en el nivel psíquico y en el biológico o corporal, sino sobre todo en el íntimo o personal. Hay que favorecer el bienestar espiritual frente a la angustia, tristeza, sinsentido, desamor. Pero esto se logra cuando se retiran las barreras que impiden la transparente vinculación de los radicales personales con su autor, el ser divino. Se puede ayudar a alguien en esa dirección, pero, ante la iniciativa divina y de las demás personas, quien se abre o se cierra libre, y responsablemente, es cada persona. En este sentido, constituye una ayuda la promoción de un ambiente de respeto de los derechos humanos, de los valores, tradiciones y creencias espirituales de la persona, de la familia y de la comunidad. Pero, ayuda aún más saber que, por encima de los derechos que son comunes al género humano, cabe hablar de respeto a los derechos personales, los de cada quién; es decir, servir a lo que cada quién es y está llamado a ser.

Las necesidades psíquicas se satisfacen en buena medida con el enriquecimiento de la inteligencia, de la voluntad y, sobre todo, con el perfeccionamiento de la personalidad. El mejor medio para esto es la educación humanística con una orientación global (Izaguirre, 2007). Pero, las 'necesidades espirituales' las satisface solo Dios, porque cada persona es para Él, y solo con Él y en Él alcanza su culminación. La persona humana dirige con autoridad el desarrollo de las virtudes de su voluntad y de los hábitos de su inteligencia, incluso la progresiva esencialización que conforma la maduración de su personalidad. Sin embargo, el desarrollo del acto de ser personal, los trascendentales antropológicos del núcleo personal, depende de su personal y libre aceptación de la ayuda divina (Armendáriz, 2015). Los trascendentales personales son susceptibles de ser elevados por Dios mediante las virtudes teologales (Sellés, 2018).

Podríamos decir que tres son las notas que describen a la persona humana como imagen de Dios: intimidad, capacidad de relación (cognoscente y amante) y libertad. Toda persona cuenta con ellas, y de ellas brotan las aludidas 'necesidades espirituales naturales' que hay que satisfacer: desarrollar la intimidad del 'quién' que ama, el ser quien es y será, la vida interior; desarrollar la relación con las demás personas a nivel íntimo, no solo manifestativo, y llevarlo a cabo libremente. En suma, con palabras de Polo, se trata de incrementar la 'apertura interior' y la 'apertura hacia dentro', y ambas con la libertad personal (Polo, 2015).

Recientemente se ha escrito que, en un plano muy superficial, con frecuencia la necesidad, la búsqueda de la identidad, tiende a saciarse con el tener. En un plano algo más elevado, se busca satisfacer la necesidad de ser más humano a través de la adquisición y el ejercicio de ciertos talentos (deportivos, artísticos o intelectuales). Aunque a primera vista parece un medio mejor que el anterior, hay que estar atentos al peligro de confundir el ser con el hacer, identificando a la persona con el conjunto de sus talentos. Pero no podemos equiparar a la persona con la suma de sus aptitudes: es mucho más que eso. No se puede juzgar a alguien solamente por la riqueza que manifiesta en sus facultades; cada persona posee un valor y una dignidad únicos, independientes de su 'saber hacer', de su tener racional o volitivo, de su adquirida personalidad. Si cedemos a comprendernos según lo que hemos adquirido en nosotros, estamos fabricando el 'ego', diferente del auténtico 'ser', de modo similar a como se infla un globo. Este 'yo' artificial requiere un gran gasto de energía para sostenerse y, como es frágil, necesita ser defendido. El orgullo y la dureza siempre van unidos, así, como indica Philippe (2003), cuando el evangelio dice que debemos 'morir a nosotros mismos', en realidad alude a la muerte de ese 'ego' —ese yo fabricado artificialmente— para que pueda aparecer el 'ser' auténtico regalado por Dios (Mt., XVI, 24-25; Mc., VIII, 34-35). Como se puede apreciar, lo descrito por este autor es concordante con las claves antropológicas polianas. De modo que no parece que estemos ante meras ocurrencias de un filósofo original, sino ante descubrimientos capitales de dos autores que se desconocen entre sí (Sellés, 2012).

Es importante ocuparse de las necesidades espirituales personales; también de las del cónyuge y de los hijos. La superior es la del amar personal humano. Cada persona es un amar distinto, que es aceptante y donante, activo, requiere ser aceptado, 'necesita' de la aceptación ajena, pues, como decía el Doctor Angélico, un amor no correspondido carece de sentido (Aquino, 1968). Como las demás personas creadas nos aceptan hasta cierto punto (porque no nos conocen enteramente), el amar personal humano requiere en el fondo de la aceptación divina. Por tanto, amar personalmente a los demás significa ponerles en condiciones tales que se abran al amor divino.

b) Necesidades personales sobrenaturales

Aunque hay que tratarlas en un contexto más teológico que filosófico, aludiremos aquí a ellas solo para hacer notar que lo descubierto por Polo (2015a) a nivel trascendental o de intimidad personal humana conecta perfectamente con la revelación y la doctrina cristiana. El primer requerimiento a este nivel es el trato personal íntimo con Dios. Pero, para ello, es un requisito fundamental el que Dios actúe en cada persona, en su interioridad. En suma, requerimos la unión con Dios, que nos haga partícipe de su vida divina. En este sentido, no cabe decir que la persona humana haga o tenga oración, sino que es oración; cada una es una oración distinta, porque la intimidad es su ser (Sellés, 2019).

La persona humana tiene vida personal por la acción de sus trascendentales personales, y una vida sobrenatural o vida de la gracia, que le agrega la participación de la vida de Dios. En este caso los trascendentales personales son elevados por las llamadas virtudes teologales; a saber, la esperanza, que eleva a la coexistencia libre personal; la fe, que eleva al conocer personal; y la caridad, que eleva al amar personal (Sellés, 2019). Libremente, la persona lucha por perfeccionarse según sus circunstancias, para cumplir la misión para la cual la pensó el Creador de cara a conseguir la gloria eterna. De cada quién depende permitir que esas realidades trascendentales naturales sean elevadas por Dios al orden sobrenatural, pasando a ser un quehacer divino.

Satisfacer las necesidades espirituales sobrenaturales debe llevar a arraigar el espíritu humano en Dios, fidelizarse a él, de tal manera que nada nos pueda desprender ni retirar del espíritu del Creador, que esté indisolublemente adherido y unido al Todopoderoso. La clave es que las dimensiones radicales, los trascendentales personales, siempre estén dispuestas a agradar a Dios y dedicados a su servicio con un trato íntimo.

Como la persona humana tiene una capacidad irrestricta de crecimiento espiritual, incluso más allá de la muerte del cuerpo, la primera tendencia es la manifestación natural de ese carácter personal del hombre. Y como la supervivencia personal *post mortem* solo puede ser en coexistencia personal con Dios y con las demás personas, cabe pensar que la segunda tendencia es manifestación en la naturaleza humana de ese carácter coexistente personal humano. Algunas necesidades espirituales sobrenaturales son: la de hacer oración, la de la gracia; la de que la siembra de la gracia en el corazón dé sus frutos (consuelo, esperanza, valor, y ternura); la necesidad de forjar un medio adecuado para que se multiplique el amor; la necesidad de escuchar y entender la Palabra de Dios y aceptarla con alegría; la de prevenir, de guardar lo sembrado en el corazón; la de prevenirse contra la dificultad o persecución, de los afanes de la vida y las distracciones, de rectificar y de purificarse, de servir a Dios y a los demás, de comprender y disculpar a todos con base – como decía San Josemaría Escrivá (1977)– el amor divino y de la humillación personal; la necesidad de rehacerse, de despertar de ese sueño de debilidad que fácilmente nos amodorra, de confiar en Dios, de abandonarse en sus manos; la necesidad de adquirir una fuerte, honda y serena piedad, de trabajar con rectitud de intención y, sobre todo, de percibir nuestra condición de hijos de Dios.

4. VISIÓN TRIPARTITA DEL SER HUMANO

Se comprenderá mejor lo expuesto con el siguiente planteamiento de un verso del doctor Rendic (Bicentenario, 2010, p. 18):

"Porque traté con ternura a los que sufren dolor,
y amé en cada creatura
la mano del Creador;
porque puse en toda herida
la palabra estremecida

y el bálsamo del amor,
hoy tengo el alma florida
y paz en el corazón".
(Pax, 1952)

Esta estrofa, del doctor y poeta Antonio Rendic (Armendáriz, 2017), ayuda a comprender la visión tripartita de la persona humana según la describe Polo (2015) en su *Antropología trascendental*; habla de ternura o forma de manifestar que favorece la necesidad espiritual de la coexistencia. Desde esta visión, el paciente será atraído por un sentimiento afectuoso y desinteresado de la enfermera, que demostrará un impulso a amar, proteger y cuidar a esa persona que sufre, que está desvalida. Con afecto y amabilidad, con esa expresión serena, bella y firme del amor, la persona enferma se sentirá muy reconfortada en su intimidad.

En esta coexistencia conseguirá compartir su dolor, como explica la Carta Apostólica *Salvifici Doloris* (Juan Pablo II, 1984); cuando al sufrimiento físico se suma el sufrimiento moral, la persona sabe que padece toda ella y requiere de comprensión. Es cuando el paciente se anima a confiar sus carencias, aquello que le causa ese dolor, dándole oportunidad a la enfermera de ser misericordiosa, cosa que el profesional de enfermería agradecerá en el fondo de su corazón, al sentir una alegría profunda. Su ser espiritual salió de sí para coexistir con otra persona, regalándole un sentimiento de ayuda benevolente; es un momento en que las dos personas satisfacen su necesidad espiritual de coexistencia, uno como paciente, el otro como profesional de la salud. Para vivir esta necesidad han tenido que conocerse, también por necesidad espiritual, y luego, tras un primer encuentro, 'visita de misericordia', en una visita de enfermería, cuando se encuentre más tranquilo y en mejores condiciones, la enfermera podrá seguir conociendo, conociéndole y, a su vez, dándose a conocer. El paciente regala a la enfermera la posibilidad de salir de sí para que le ayude en lo que necesita. Cara a este fin, se capacitó profesionalmente.

La poesía del médico de los pobres agrega palabras adecuadas y prudentes que unen las intimidades, que favorecen un mejor conocimiento y afecto, y ayudan a satisfacer la necesidad espiritual de amar, de ser enteramente aceptado. Contribuyen a la comprensión de dos personas creadas a imagen y semejanza de un ser superior, que es Amor y que se inmoló por Amor a estos seres humanos que se reconocen como hermanos. Al unísono se forjan hábitos en la inteligencia, con ese entramado de virtudes que la enfermera va luchando con su voluntad por vivir en su trabajo, a la vez que va animando a su paciente a lo mismo, desde su realidad centrada en la enfermedad.

Atendiendo al ser humano con la visión tripartita: naturaleza corpórea o 'vida recibida', esencia humana o 'vida añadida', y acto de ser o 'vida personal', se ve una realidad que facilita la comprensión, que consiste en que ese paciente tiene una misión: seguir siendo, alcanzando ese ser personal que está llamado a ser. Conseguirá un incremento en su vida añadida. El poeta dice que esa alma se llenará de flores o se enriquecerá con competencias que aportan felicidad personal que, si son ofrecidas por amor al Creador, permanecen por la eternidad.

El profesional de enfermería acompaña al paciente para satisfacer su necesidad de amor sobrenatural, participándole en el *plus* de unir sus molestias a la Cruz del Redentor, por amor a Él, añadiendo alguna intención que ocupa su corazón. El doctor Rendic (Armendáriz, 2017) demuestra, en estas estrofas de su poema, cómo en la medida que la enfermera es asertiva e intenta ayudar al paciente a satisfacer sus necesidades espirituales, lo consigue al ir ella por delante. Marca la diferencia entre vida añadida y el corazón o intimidad o espíritu, que se ha llenado de paz, al comenzar a valorar e intentar sanar las heridas, no solo del cuerpo, sino de la persona humana necesitada de una enfermera que ayuda a satisfacer sus necesidades, comenzando por las espirituales.

El profesional de enfermería que es quien más tiempo comparte con el paciente y su familia; tiene más facilidad para sintonizar con su espiritualidad, descubrir profundas preocupaciones y favorecer el proceso de curación. Hay una relación innegable entre la ocupación de la espiritualidad y salud (el hombre no es constitutivamente esquizofrénico); el cuidado espiritual que incluye respeto por la privacidad y dignidad es esencial para el bienestar de los pacientes.

CAPÍTULO 3
LA EXPERIENCIA DE LAS ENFERMERAS ACERCA DEL CUIDADO ESPIRITUAL DE LOS PACIENTES ADULTOS: EL ESTADO DE LA CUESTIÓN

1. INTRODUCCIÓN

Las enfermeras, si saben que la persona humana es coexistencia libre, conocer y amar personal, es más fácil que cuiden de estas perfecciones de su intimidad, espíritu o núcleo personal (Sellés, 2012); pueden ocuparse mejor del paciente en circunstancias de especial padecimiento o crisis, promoviendo su perfeccionamiento en el amor y desarrollo personal. Desde esa perspectiva, estarán en condiciones de ayudar a satisfacer sus 'necesidades espirituales' a fin de que puedan vivir una vida personal más plena y, consecuentemente, más conforme a su naturaleza. Además, así contribuirán a humanizar la enfermería y la sociedad.

Es importante para las enfermeras formarse, estudiar acerca de la espiritualidad, dimensión central de la persona humana, comenzando por conseguir diferenciarla de la religión. Estas profesionales de la salud tienen respeto por las creencias religiosas de sus pacientes, puesto que la experiencia las lleva a considerarlas como un factor protector para el paciente, en cuanto relación con un Ser Superior o vínculo entre el ser humano y Dios. La religión suele ser el nexo que permite desarrollar esta relación, que ayuda a la vivencia de la espiritualidad.

Hay un creciente cuerpo de conocimiento dentro de la asistencia sanitaria que considera a la espiritualidad como una dimensión significativa del bienestar humano que es necesaria para la atención integral de cuerpo, mente y espíritu (Narayanasamy & Owens, 2001; Montgomery, 1991). Pero a pesar del reconocimiento de la importancia de la espiritualidad en la atención de los pacientes, la evaluación de las necesidades espirituales sigue siendo un problema para las enfermeras (Smyth & Allen, 2011).

Esto es consistente con la falta de una definición clara de la espiritualidad en la literatura (George *et al.*, 2000; McSherry & Draper, 1998; Martsolf & Mickle., 1998). En un estudio los participantes no fueron capaces de definir claramente el concepto, indicando que era intangible. Su comprensión de la espiritualidad como un viaje personal también es compatible con la literatura existente (Clarke *et al.*, 1991; Delgado, 2005; Reed, 1992; Tanyi, 2002), de igual manera sienten que la espiritualidad puede o no estar relacionada con la religión (Burkhart & Nagai-Jacobson, 2002; Smyth & Allen, 2011).

La espiritualidad es una cualidad que va más allá de la afiliación religiosa; busca inspiración, reverencia, admiración, significado y propósito, incluso en aquellos que no creen en Dios. Esta definición de Murray y Zentner (1989) es muy amplia y se aplica tanto a aquellos que expresan su espiritualidad a través de la religión como a quienes no lo hacen. Walter (1997) sostiene que las explicaciones de esta naturaleza son tan amplias que casi carecen de significado. La necesidad de comprender la naturaleza de la espiritualidad y de brindar atención espiritual ha sido ampliamente reconocida en toda la literatura médica, sociológica, psicológica, filosófica y teológica (Carroll, 2001).

La espiritualidad también se ha definido en términos más amplios: como búsqueda de sentido existencial; una fuerza que impulsa a los seres humanos a vivir, que no siempre se expresa a través de la religión (Burnard, 1988; Carson, 1989; Cobb, 1998; Labun, 1988; Saunders, 1988). Carroll (2001) se identifica con este tipo de definición y cree importante que las enfermeras reconozcan que los ateos y los agnósticos tienen necesidades espirituales, así como los religiosos.

La espiritualidad es intangible y, por lo tanto, solo puede explorarse a través de llegar a los recesos internos de la mente. Para lograrlo, se necesita ser guiado por la experiencia y no por principios heredados o conceptos dados por sentados (Carroll, 2001; Crotty, 1996).

Habría que ponderar que los profesionales de enfermería no están de acuerdo con explicaciones reduccionistas de la religión, esperan una valoración objetiva y profunda; vale decir, que cada religión se explore en forma seria, como asimismo que se acepte la validez de la espiritualidad en aquellas personas que no la consideran en sus vidas (Clarke, 2009).

Atendiendo a lo expuesto anteriormente, se planteó realizar una revisión del estado del arte en términos del cuidado espiritual en enfermería. El objetivo específico de este estudio ha sido examinar la literatura que permita conocer la evidencia existente acerca de cómo están experimentado las enfermeras el cuidado espiritual de los pacientes adultos.

2. Metodología

Con el objeto de revelar la experiencia de las enfermeras respecto al cuidado espiritual de pacientes adultos, se llevó a cabo una revisión cualitativa de la literatura utilizando una metodología sistemática seguida de un análisis de contenido cualitativo de los artículos seleccionados. Este segundo estudio representa un medio sistemático y objetivo de explorar fenómenos y ha sido utilizado con frecuencia en la investigación cualitativa (Kyngäs *et al.*, 2020). Esta metodología permite examinar los datos e interpretar su significado (Schreier, 2012) y, además, ofrece a los investigadores importantes beneficios, como la sensibilidad hacia el contenido de los datos (Krippendorff, 1980) y la flexibilidad en términos del diseño del estudio (Harwood & Garry, 2003). Su objetivo final es obtener una descripción condensada y amplia del fenómeno de interés (Elo & Kyngäs, 2008).

2.1. Estrategia de búsqueda

Se realizó una búsqueda en las bases de datos Pubmed, CINAHL, Cochrane, BIREME-OPS/OMS, EBSCO, PsycINFO y Psychology and Behavioral.

Las palabras clave utilizadas fueron *"Lived experience*"* *"experience*"*, *"live"*, *"perspective"*, *"spiritual care"*, *"spiritual need"* y *"nurse*"*. Se utilizaron los operadores booleanos "AND" y "OR" para combinar los términos de búsqueda.

Para minimizar la probabilidad de excluir estudios importantes, se precisó un cierto grado de experimentación que desarrolle una estrategia de búsqueda adecuada. La Tabla 1 muestra la estrategia que se siguió, de manera similar, en todas las bases de datos seleccionadas. Las indagaciones se restringieron en idioma (inglés o español) y población (adultos). Además, se revisó la bibliografía de los artículos seleccionados con el fin de buscar otros estudios potencialmente relevantes.

Tabla 1
Estrategia final en las bases de datos seleccionadas

Palabras clave
"Lived experience*" OR "experience*" OR "live" OR "perspective"
AND "spiritual care" OR "spiritual needs"
AND "nurse*".

2.2. Proceso de selección

En primer lugar, se revisaron los artículos seleccionándolos por título y resumen. Cuando alguno parecía relevante, pero el resumen no estaba disponible, se accedía al texto completo. En segundo lugar, se realizó una lectura crítica de los potenciales artículos que fueron seleccionados para la realización de la revisión cualitativa, aplicando los criterios de selección (Tabla 2).

Tabla 2
Criterios de inclusión y exclusión

Criterios de inclusión	Criterios de exclusión
• Estudios que traten el cuidado espiritual de los pacientes adultos, desde la experiencia de las enfermeras. • Estudios de investigación sobre la experiencia de las enfermeras del cuidado espiritual, en adultos. • Idioma: inglés y español	• Estudios teóricos acerca de la espiritualidad de la persona. • Estudios teóricos acerca del cuidado espiritual de enfermería. • Estudios relacionados con la educación de las enfermeras para dar un cuidado espiritual. • Estudios relacionados con el bienestar espiritual de los pacientes. • Herramientas de valoración de la espiritualidad de los pacientes. • Estudios sobre las experiencias de sufrimiento espiritual de los pacientes. • Estudios relacionados con la religión.

2.3. Análisis de los datos

Los artículos se leyeron varias veces para que la investigadora se familiarizara con los resultados de los estudios. Posteriormente, se llevó a cabo un proceso de análisis de contenido cualitativo siguiendo a Elo y Kyngäs (2008). En primer lugar, la sección de resultados de cada artículo era dividido en varios códigos de contenido, agrupando palabras, frases o párrafos. Según su relación conceptual, los códigos se organizaron en varios subtemas. Estos, a su vez, se agruparon en temas principales, que ofrecían una descripción del fenómeno de interés, aumentando su comprensión y generando conocimiento (Cavanagh, 1997).

3. RESULTADOS

3.1. Artículos incluidos

La estrategia de búsqueda inicial de las bases de datos dio como resultado 101 artículos. Tras eliminar los duplicados, se examinaron 60 artículos de los cuales se identificaron como relevantes en base al título y resumen 43 artículos. Tras su lectura completa, se seleccionaron 25 artículos para el análisis de resultado. La búsqueda manual de las listas de referencias de los artículos seleccionados no añadió ningún estudio relevante. Todo este proceso queda reflejado en la Figura 1.

3.2. Características de los estudios

Las principales características de los 25 estudios que cumplieron los criterios de inclusión establecidos se resumen en la Tabla 3. Se realizaron en Australia (3), Brasil (1), China (1), Escocia (1), Estados Unidos (9), Inglaterra (3), Irlanda (1), Malta (1), Noruega (2), Nueva Zelanda (1), Singapur (1), Turquía (1). Se publicaron entre 1991 y 2018. Todos exploraron la experiencia de las enfermeras con respecto al cuidado espiritual de los pacientes adultos. En tres (Kociszewsk, 2003; 2004; Minton *et al.*, 2018)), se estudió la experiencia de las enfermeras con respecto al cuidado de los pacientes.

Los investigadores realizaron la recogida de datos mediante entrevistas, cuestionarios abiertos, grupos focales, análisis de contenido, herramientas validadas.

Figura 1

Diagrama del proceso de selección de datos

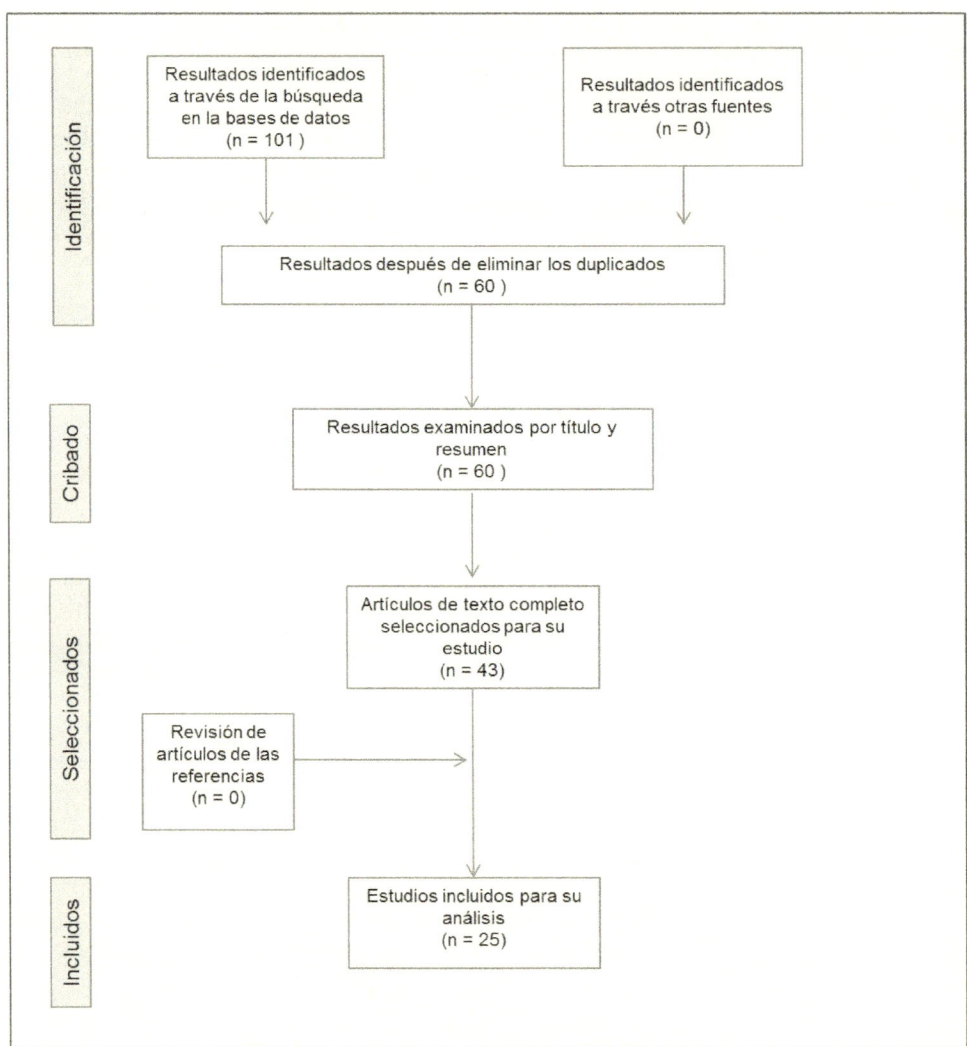

Características de los estudios seleccionados

AUTOR, PAÍS, AÑO	OBJETIVO (DISEÑO DEL ESTUDIO)	RECOGIDA DE DATOS. CARACTERÍSTICAS DE LA MUESTRA
Akgün *et al.* (Turquía, 2016)	Investigar los puntos de vista de las enfermeras sobre la práctica de los cuidados espirituales. Estudio cualitativo.	Entrevista descriptiva. 193 enfermeras de un hospital general.
Bailey *et al.* (Irlanda, 2009)	Describir las experiencias de las enfermeras en la prestación de apoyo espiritual. Estudio cualitativo.	Entrevistas semiestructuradas. 22 enfermeras del ámbito de los cuidados paliativos.
Baldacchino, D.R. (Malta, 2006)	Revelar las principales competencias de enfermería para el cuidado espiritual. Estudio exploratorio descriptivo.	Cuestionario abierto. 77 enfermeras del ámbito del cuidado cardiológico.
Carroll, B. (Inglaterra, 2001)	Conocer qué significa la espiritualidad para las enfermeras en el contexto de sus creencias sociales, culturales y religiosas y de atención a pacientes con cáncer. Estudio cualitativo	Entrevistas. 15 enfermeras cuidados paliativos.
Deal & Grassley (USA, 2012)	Explorar las experiencias vividas por las enfermeras acerca de la atención espiritual. Estudio cualitativo.	Entrevistas. 10 enfermeras del ámbito de nefrológico.
Deal, B. (USA, 2010)	Explorar la experiencia vivida por las enfermeras al brindar cuidado espiritual. Estudio fenomenológico (Colaizzi, 1978).	Entrevistas. 4 enfermeras.
Dennis, P. (USA, 1991)	Descubrir los componentes de la atención espiritual descritos por las enfermeras. Estudio cualitativo exploratorio.	Entrevistas en profundidad. 10 enfermeras.

Giske & Cone (Noruega / USA, 2015)	Examinar las experiencias de las enfermeras en materia de atención espiritual. Teoría fundamentada.	Grupos focales. 22 enfermeras de un hospital local.
Hubbell *et al.* (USA, 2008)	Explorar cómo los profesionales de enfermería integran la atención espiritual en sus prácticas. Estudio cualitativo.	Encuesta. 65 enfermeras de áreas no metropolitanas.
Keall *et al.* (Australia, 2014)	Investigar los facilitadores, las barreras y las estrategias que las enfermeras identifican a la hora de proporcionar cuidados espirituales a los pacientes con enfermedades que limitan su vida. Estudio cualitativo.	Entrevistas semiestructuradas. 20 enfermeras de cuidados paliativos.
Kociszewsk, C. (USA, 2003)	Describir la experiencia que tienen las enfermeras al proporcionar atención espiritual a sus pacientes y/o a los familiares de los pacientes. Estudio piloto fenomenológico descriptivo.	Entrevista. 3 enfermeras.
Kociszewski, C. (USA, 2004)	Describir la experiencia vivida por las enfermeras de cuidados críticos al proporcionar atención espiritual a los pacientes y a sus familias. Estudio fue fenomenológico descriptivo.	Entrevista. 10 enfermeras de cuidados críticos.
Chan, M.F. (Singapur, 2010)	Examinar las actitudes de las enfermeras hacia la práctica de los cuidados espirituales. Estudio retrospectivo.	Cuestionario estructurado. 110 enfermeras de un hospital público.
Milligan, S. (Escocia, 2004)	Conocer la relación entre la importancia que las enfermeras asignan a las necesidades espirituales de los pacientes y su preparación para enfrentarlas y satisfacerlas. Estudio cualitativo.	Cuestionario. 59 enfermeras de cuidados paliativos. Programa de posgrado

Minton *et al.* (USA, 2018)	Describir las estrategias de comunicación de las enfermeras cuando proporcionan atención espiritual a pacientes y sus familias al final de la vida. Estudio cualitativo (análisis temático).	Entrevistas individuales. 10 enfermeras de cuidados paliativos (zonas rurales y urbanas).
Moraes da Silva *et al.* (Brasil, 2015)	Analizar la percepción de las enfermeras sobre la atención espiritual en los cuidados de enfermería. Estudio cualitativo exploratorio y descriptivo.	Entrevista semiestructurada. 6 enfermeras de un hospital público.
Narayanasamy & Owens (Inglaterra, 2001)	1) Describir lo que las enfermeras consideran necesidades espirituales; 2) Explorar cómo las enfermeras responden a las necesidades espirituales de sus pacientes; 3) Tipificar la participación de las enfermeras en las dimensiones espirituales de los cuidados y 4) Describir el efecto de la intervención de las enfermeras relacionada con los cuidados espirituales. Estudio cualitativo. Técnica de incidentes críticos.	Cuestionario. 115 enfermeras.
Narayanasamy *et al.* (Inglaterra, 2004)	1) Explorar las percepciones de las enfermeras sobre su papel en la atención de las necesidades espirituales de esas personas mayores; 2) Describir lo que constituye la atención espiritual de los pacientes a la luz de los resultados. Descriptivo.	Análisis de contenido y construcción de un sistema de clasificación de datos. 52 enfermeras.
Ronaldson *et al.* (Australia, 2016)	Identificar y comparar la práctica del cuidado espiritual por parte de las enfermeras de cuidados paliativos y de cuidados de agudos, determinar la correlación entre la perspectiva espiritual de las enfermeras y su cuidado espiritual, e investigar las barreras percibidas para el cuidado espiritual. Estudio de corte transversal.	Herramientas validadas (2). 42 enfermeras de cuidados paliativos. 50 enfermeras de cuidados intensivos.

Saunders *et al.* (USA, 2017)	Conocer la percepción del cuidado espiritual del especialista en enfermería en tres niveles: paciente, enfermera y sistema. Estudio cualitativo.	Entrevistas. 13 enfermeras.
Smyth & Allen (Australia, 2011)	Explorar y describir cómo las enfermeras definen la espiritualidad e incorporan los cuidados espirituales en su práctica clínica. Metodología mixta.	Cuestionario. Entrevistas grupales no estructuradas. 16 enfermeras.
Tornøe *et al.* (Noruega, 2015)	Describir las experiencias de las enfermeras con la atención espiritual y existencial para pacientes moribundos en hospital general. Estudio cualitativo. Fenomenología hermenéutica.	Entrevistas narrativas individuales. 6 enfermeras.
Walker & Waterworth (Nueva Zelanda, 2017)	Explorar las experiencias de las enfermeras de cuidados paliativos que proporcionan atención espiritual a sus pacientes que se enfrentan a una enfermedad que limita su vida. Estudio cualitativo.	Entrevistas. 9 enfermeras de tres hospicios.
Wittenberg *et al.* (USA, 2017)	Explorar las experiencias de atención espiritual de las enfermeras de oncología sobre su comunicación con respecto a la espiritualidad. Estudio cualitativo. Análisis temático.	Encuestas. 57 enfermeras.
Wong & Yau (República Popular China, 2010)	Investigar las experiencias de espiritualidad y cuidado espiritual en Hong Kong desde la perspectiva de las enfermeras. Estudio fenomenológico descriptivo.	Entrevistas no estructuradas. 10 enfermeras.

3.3. Temas

El estudio de los resultados obtenidos ha permitido plasmarlos en los siguientes seis temas: 1) El cuidado de la espiritualidad, componente de enfermería holística, mejora la calidad de vida del enfermo, y es necesario entregarlo e incorporarlo a la atención de enfermería; 2) Necesidades espirituales, objeto de la atención espiritual de las enfermeras; 3) Barreras u obstáculos de las enfermeras para entregar el cuidado de la espiritualidad; 4) Competencias de las enfermeras para brindar atención espiritual; 5) Enfoques del profesional de enfermería en la identificación de las necesidades espirituales; 6) Experiencias de enfermeras en incorporar la atención espiritual en la práctica del rol profesional.

a) El cuidado de la espiritualidad, componente de enfermería holística, mejora la calidad de vida del enfermo, y es necesario entregarlo e incorporarlo a la atención de enfermería.

En el artículo de Wong & Yau (2010) se explica que la dimensión espiritual en la atención sanitaria es cada vez más prominente. Ambos autores afirman que espiritualidad y cuidado espiritual son aspectos esenciales de la atención al paciente. En el de Deal & Grassley (2012), la atención espiritual se entrelaza con los cuidados de enfermería.

A su vez, en el artículo de Carroll (2001) las enfermeras manifestaron lo que la espiritualidad significaba para ellas; que, en el fondo, todos son conscientes de su propia singularidad, su 'punto de autoconocimiento'. Las personas existen de manera diferente a otros objetos dentro del mundo, se sabe que no se existe de la misma manera que las nubes o los árboles, se tiene conciencia, un alma. Agrega que, así como la espiritualidad se infiltra en todos los aspectos del ser de una persona, la atención espiritual está en todos los aspectos de la atención de enfermería. La espiritualidad se describió como el "yo interior", "Es lo que me hace a mí" (Anne), o "Lo que me mueve" (Denise). El ser o la esencia interior estaba asociado con el alma por todas las enfermeras (Carroll, 2001, p. 87).

Para ciertas enfermeras la espiritualidad es una interconexión con nosotros mismos, Dios, los demás y el universo. Amy, quien asociaba el alma y la espiritualidad de esta manera, escribió: "Es la parte muy singular de mí que está en sintonía con Dios" (p. 88).

"Creo en algo después de la muerte, ya sea otro tipo de vida, o si entramos en otra vida humana, creo en algo, pero no estoy segura de qué es exactamente", dice Lisa, otra participante (p. 88); reconoce que, a sus ojos, el espíritu o alma es inmortal, continúa más allá de esta vida (Carroll, 2001, p. 88).

En la investigación de Bailey (2009), otra participante se refirió a la espiritualidad considerándole un alcance único: "Significa la esencia de mi ser" (p. 44) "Creo que es cómo llevar a cabo el cuidado físico que da a la persona la confianza de abrirse a usted, cómo las manejan, cómo eres amable con ellos, el tiempo que puede tomar y cuando haya terminado con el cuidado físico tomar el tiempo para hacerlo con la persona y hablar con ellos solo para que les conceda el tiempo y la presencia de ese momento", es respuesta a otra pregunta (p. 44).

Wong & Yau (2010) en su estudio fenomenológico descriptivo, con una muestra de 10 enfermeras que trabajaban en un hospital general de Hong Kong, confirmaron que ocuparse de la espiritualidad de los pacientes jugaba un papel importante en su recuperación a través de relaciones de cuidado y la introducción de esperanza, que podían ayudar en el trato con el miedo y la incertidumbre. Sin embargo, la atención espiritual tenía baja prioridad cuando se comparaba con otros métodos de salvamento por las dificultades en su aplicación: falta de conocimientos y de tiempo, mayor carga de trabajo e insuficientes recursos.

Según se extrae del artículo de Narayanasamy y Owens (2001), 'Cuidado Espiritual' es expresión que designa cómo las enfermeras construyen y responden a las necesidades espirituales de los pacientes. También, en este mismo sentido, en el estudio de Walker (2017) una enfermera lo dice: "El cuidado espiritual para mí es identificar para el individuo lo que es significativo para él, lo que le importa" (p. 21).

En el artículo de Minton *et al.* (2018) otras enfermeras dan sus testimonios; el primero dice: "Tomo una respiración profunda fuera de la habitación. Trato de dejar de lado donde quiera que haya estado y caminar en esa habitación con calma, sentarse, hacer contacto visual, y que sea personal para ellos. Llamarlos por su nombre de pila, mencionar algo de ayer, y estar bien sin decir nada y, simplemente, estar presente... Se aprende mucho cuando se toma el tiempo para estar con ellos, cubriendo todo tipo de cosas, con tiempo para escucharlos" (p. 177). El segundo testimonio afirma (p. 178): "Estar en un momento es esencial para la evaluación de las necesidades espirituales y lograr proporcionar apoyo físico y espiritual al paciente. Permite oportunidades para la autorreflexión y transformación personal". Y para el autor del estudio "estar también puede incluir el silencio, lo que para algunas enfermeras puede resultar incómodo. Sin embargo, alguno de los más grandes momentos de transformación puede ocurrir en la reflexión en silencio" (p. 177).

En la publicación de Baldacchino (2006) se aclara que la esencia de la atención espiritual es cómo las enfermeras interactúan con el paciente, en el marco de la relación enfermera-paciente y se ayudan entre sí, en lugar de, simplemente, realizar un conjunto de acciones de enfermería. Se entiende que comienza con el fomento del contacto humano en una relación compasiva que se mueve en la dirección que requiere la necesidad de los pacientes, y que reconoce y responde a las necesidades del espíritu humano cuando se enfrenta a un traumatismo, enfermedad o tristeza. Según este autor, puede incluir la exigencia de sentido, de autoestima, de expresarse y apoyar tal vez por ritos, oración o sacramentos, o simplemente para un oyente sensible, por medio de la palabra; que debe ser una parte integral de la función de las enfermeras, una experiencia gratificante y satisfactoria, que logra mejorar la moral entre ellas y que conduce, en última instancia, a una mejor atención del paciente.

Con respecto al cuidado espiritual, en el estudio de Walker y Waterworth (2017) los participantes consideraron que el respeto por el paciente y sus creencias individuales es cada vez más importante cuando se proporciona atención espiritual. Uno de ellos plantea que sintió que al mostrarle respeto le transmitía su amor por él y esto era, en sí mismo, parte del cuidado espiritual. Por su parte, Milligan (2004) explica que el rol de cuidado espiritual de la enfermera comienza a emerger, de una manera muy práctica, en su deseo de 'conexión' con el paciente cuando este manifiesta la necesidad de sentirse valorado y amado, y de apoyo para encontrar una manera de trascender su sufrimiento. Este autor plantea que las enfermeras pueden contribuir al cuidado espiritual de tres formas: 1º, remitiendo a los pacientes a religiosos u otros asesores o servicios espirituales; 2º, facilitando activamente la resolución de los problemas espirituales y 3º, proporcionando una presencia compasiva y de apoyo. Además, dice que las enfermeras sirven como oyentes, compañeras, amigas y otros roles relacionados, y que la clave está en que demuestren un compromiso con el paciente (Milligan, 2004).

Kociszewski (2003) al tratar el cuidado espiritual, señala la importancia de que la enfermera establezca una relación de confianza con el paciente; su estadía con él y lo que hace por él le abren la puerta para el viaje espiritual, lo ayudan a mirar hacia adentro y hacia arriba. En relación con esto, Giske *et al.* (2015) afirman que, así, la enfermera responde a un sentido de urgencia en la preparación del paciente y de su familia por lo que sucederá. En este contexto, las enfermeras se ocupan de reconocer los signos espirituales, van a la etapa de 'descubrimiento', buscan las preocupaciones profundas, en un proceso de identificar y comprender qué es importante para el paciente y para su familia. Estos autores explican que pueden ser cuestiones relacionadas con la vergüenza, la culpa, el perdón, la esperanza o la fe. También dicen que el tiempo del que disponen las profesionales para atender a sus pacientes es esencial, pues en base a este se centran en quien más les necesita.

De acuerdo con Bailey *et al.* (2009), el cuidado espiritual supone un desafío para las enfermeras en el que hay que considerar el arte de la enfermería. Este autor expone que sus hallazgos revelaron que el cuidado de la dimensión espiritual y de la dimensión psicológica son similares y que, ambos, son un componente esencial de la enfermería holística. Las participantes tuvieron que encontrar una manera de integrar la atención espiritual en la práctica diaria. Esto demostró que la atención espiritual impregnaba la práctica cotidiana a través de las descripciones de los comportamientos rutinarios de enfermería, de presencia, de escuchar, tocar, enseñar por medio de actitudes de enfermería de respetar, honrar, no juzgar, y la defensa y la facilitación de las necesidades del paciente y de la familia (Kociszewski, 2003).

Desde otra perspectiva, Narayanasamy y Owens (2001) afirman que el cuidado espiritual se ha practicado en toda la historia de la enfermería en forma de religiosidad. Por su parte, Baldacchino (2006) dice que, a medida que pasó el tiempo, la profesión se orientó hacia la tarea de acompañamiento mental y así descuidó la dimensión espiritual (ya que no la consideraba relevante), amenazando, de este modo, la atención integral del paciente. Sin embargo, en las últimas dos décadas, la enfermería ha desarrollado una renovación de la dimensión del cuidado espiritual y los investigadores y profesionales han reconocido su prioridad.

Las participantes en la investigación de Chan (2009) manifestaron una correlación positiva entre las percepciones del cuidado espiritual y la práctica de este cuidado, lo que significa que cuanto mayor eran sus percepciones, más frecuentemente las incluía cada profesional. Esta correlación vital y significativa puede impulsar a los hospitales a promover la conciencia de las enfermeras para mejorar la calidad de su práctica de cuidado espiritual.

b) El cuidado de enfermería espiritual tiene muchos componentes interdependientes que trabajan juntos para establecer una interacción especial enfermera-persona. Es un proceso evolutivo, individualizado, que se basa en las características únicas de la enfermera, la persona y el medio ambiente. Los datos en realidad sugieren que es parte integral, no separada, de la enfermería. La enfermera puede ayudar a una persona a estar lista para el cuidado espiritual creando un ambiente seguro basado en una evaluación precisa de necesidades; esta atmósfera surge no tanto por técnicas específicas como por el aporte de su presencia, tranquilidad y cuidado. En otras palabras, el 'cómo' de la enfermería es mucho más importante que el 'qué'. Tocar, escuchar y las habilidades de comunicación se consideran muy significativas, así como estar en sintonía con la persona y el medio ambiente. Cada persona trae una necesidad espiritual, de una lista multidimensional, por lo tanto, un enfoque ecléctico se toma para cuidado espiritual (Dennis, 1991). En cuanto a los resultados de la prestación de cuidado espiritual, se han identificado beneficios tales como la prevención de enfermedades, mejorar la recuperación rápida y fomentar la compostura. El cuidado espiritual puede ser una fuente de fuerza y comodidad para los pacientes, y aliviar su angustia espiritual. Los investigadores continúan encontrando que es importante para las enfermeras, aunque las profesionales reportan falta de tiempo y de privacidad, e insuficiente conocimientos sobre el tema (Ronaldson *et al.*, 2012).

Las enfermeras proporcionan fuerza y consuelo a través de la atención espiritual, que es comprensiva y respetuosa, ayuda al paciente a recuperar el significado y propósito en la vida, la fe, la confianza, la esperanza, el amor y el perdón. Al preguntar acerca de las necesidades espirituales, puede estimular o despertar la espiritualidad del paciente y de esa manera, ayudarlo. Cuando atienden sus exigencias espirituales, ambos pueden experimentar beneficios, como la paz interior (Deal, 2012). Según algunas enfermeras, los antecedentes religiosos de los pacientes, la conversación espiritual/religiosa y el diagnóstico actúan como apuntadores para identificar, planificar y ejecutar las intervenciones de enfermería que perciben como cuidado espiritual.

En los estudios, las enfermeras participantes consideran que es un reto la intervención de la atención espiritual y existencial en el morir, en el sufrimiento espiritual y existencial de los pacientes, ya que por lo general surge un cúmulo de dolor físico, emocional, relacional, espiritual y existencial tan difícil de remediar que ellas tienen que facilitar una muerte pacífica y armoniosa. Se esfuerzan por ayudar a los pacientes a que acepten morir, resolver los asuntos prácticos y lograr la reconciliación con su pasado, sus seres queridos y con Dios. Sienten que han sido capaces de transmitir consuelo cuando lograron ayudarlos a encontrar la paz y la reconciliación en las etapas finales de su vida, lo que se experimenta como gratificante y satisfactorio (Tornae *et al.*, 2015).

La calidad de vida de los pacientes moribundos aumenta cuando están espiritualmente bien y reciben atención espiritual; experimentan menos dolor, depresión y ansiedad (Walker & Waterworth, 2017). Las enfermeras partícipes en el estudio de Moraes (2015) sostuvieron que la oración era "la terapia más aceptada" (p. 8820) destacando que se observa una mejora, una respuesta positiva, cuando el paciente recibe este apoyo espiritual. Según otros participantes, la atención espiritual beneficia a los pacientes, ya que causa una mayor comodidad física y disminuye el dolor, observan Wong & Yau (2010) en su investigación. Para Deal (2012), las enfermeras deben ser comprensivas y respetuosas y pueden ayudar al paciente a recuperar el significado y propósito en la vida, la fe o la confianza, la esperanza, el amor y el perdón, realizar intervenciones espirituales, tales como orar con y para el paciente, leer los escritos sagrados y tocar música que levanta el espíritu del paciente.

A continuación, se presentan testimonios de enfermeras que ilustran lo expuesto: "En realidad el cuidado espiritual es uno de los mayores beneficios que podemos aportar a nuestros pacientes y, por desgracia, ha estado en un segundo plano y muchas enfermeras se han olvidado de él" (Deal, 2012, p. 860). Otra explicación de una enfermera en Tornae (2015, p. 7): "Realmente creo que cuando experimentó que tomé su dolor espiritual en serio, también se mostró dispuesto a dejarme aliviar su dolor físico". Las enfermeras pueden percibir que el cuidado espiritual necesita tiempo adicional, sin advertir que la cantidad de veces no es tan importante como la calidad. La entregan al estar presentes, ser amables, practicar la escucha activa y evaluar a los pacientes según sus necesidades (Deal, 2012).

c) Necesidades espirituales, objeto de la atención espiritual de las enfermeras.

Algunas enfermeras participantes en el estudio de Wong y Yau (2010) confesaron su preocupación por "la falta conocimiento y habilidades para proporcionar cuidado espiritual a los pacientes" (p. 243). En el artículo de Milligan (2004) se muestra que las enfermeras que trabajan en una variedad de áreas consideran importante la espiritualidad y reconocen al menos algunas necesidades espirituales; las estiman en parte responsabilidad de enfermería, como también que su propio papel en el cuidado espiritual es más amplio que el del clero. Explicaron que, en general, las necesidades espirituales de los pacientes no eran constantes, sino que variaban según la etapa de la enfermedad, aumentando a medida que se acercaba la muerte (Milligan, 2004).

Narayanasamy en su estudio percibe como necesidades espirituales de los pacientes sus creencias y prácticas religiosas. Puntualiza que no hay consenso para identificar los aspectos concretos de esas necesidades, tampoco para reconocerlas y diferenciarlas de las que podrían describirse como de naturaleza psicológica (Narayanasamy & Owens, 2001). Milligan, en cambio, en su artículo describe la necesidad espiritual como un concepto universal, común a todos, pero particularmente agudo en enfermedades que amenazan la vida y la cercanía de la muerte. En cuanto a la espiritualidad, identifica varias características comunes de esta dimensión en la enfermedad grave, incluida la desorganización y la perturbación, la búsqueda de un significado, la enfermedad vista como un encuentro espiritual, y el paciente que confía cada vez más en la esperanza, la fuerza interior, el amor a los demás, las relaciones armoniosas y otros recursos espirituales (Milligan, 2004).

Narayanasamy (2001) va aclarando que la comprensión de las necesidades espirituales difiere entre los autores debido a la influencia de sus propios sistemas de creencias y valores. Esas necesidades se caracterizan como expresiones normales del ser interior que motivan la búsqueda de sentido en todas las experiencias y una relación dinámica con los demás, uno mismo y todo lo que la persona valora. También, que se pueden alcanzar a través de la fe, esperanza, amor, confianza, sentido y propósito, las relaciones, el perdón, la creatividad y las experiencias que sirven como catalizadores de síntesis y significado (Narayanasamy, *et al.*, 2004).

La investigación de Milligan expresa que suponiendo que los pacientes, especialmente aquellos que enfrentan enfermedades graves y la muerte, tienen necesidades espirituales identificables, las enfermeras pueden abordarlas utilizando un enfoque de resolución de problemas, basado en el diagnóstico, planificación, implementación y evaluación (Milligan, 2004).

Según el artículo de Narayanasamy, las enfermeras se dieron cuenta de esas necesidades cuando reconocieron la religión, la formación religiosa y la espiritualidad compartida, conversada y de acuerdo con el diagnóstico del enfermo. La gravedad del diagnóstico a menudo las llevó a iniciar intervenciones para ayudar a satisfacerlas (Narayanasamy & Owens, 2001).

Las participantes en el estudio de Dennis aclaran que el espíritu humano está en el centro de la existencia de cada persona, es el poder que sana. Este espíritu puede ser eclipsado por la personalidad y, a veces, necesita ayuda para restablecer su propósito de sanación y comando del cuerpo y mente de las personas. Por lo tanto, el objetivo es llamar a este poder interior y capacitar a la personalidad para reconocer sus necesidades espirituales y seguir su propia guía interior. Curando naturalmente viene la integración, encontrar significado, crecimiento y transformación (Dennis, 1991).

En los artículos de Kociszewski (2003) y de Baldacchino (2006) se menciona que la evaluación de los pacientes, sus problemas y necesidades, y la planificación, implementación y evaluación de la atención se orienta hacia qué, por qué, cómo, cuándo, dónde y quién debe ofrecer atención espiritual, lo que depende de factores como la extensión de la relación enfermera-paciente desde el ingreso. La valoración de las necesidades del paciente se dirige principalmente hacia las demandas físicas, evaluadas a través del diagnóstico de sus características clínicas particulares. Sin embargo, a pesar de que la dimensión espiritual puede estar escondida, las necesidades espirituales han de ser objeto de atención, que debe manifestarse a través de comportamientos profesionales del cuidado de enfermería.

En el estudio de Baldacchino se agrega que pareciera que los profesionales de enfermería dan atención en un solo sentido, sin tomar la iniciativa para evaluar su impacto en el alivio de las necesidades espirituales. Falta conciencia de la importancia de la evaluación continua de esas exigencias de los pacientes; faltan herramientas de evaluación disponibles pues la atención espiritual se suele excluir en la formación de enfermería, de modo que hay un mínimo de experiencias personales de la vida; hay poca experiencia en el cuidado de pacientes con una enfermedad potencialmente mortal; falta reflexión en cuidados de enfermería espiritual y experiencia en la comunicación enfermera-paciente (Baldacchino, 2006).

El Consejo Internacional de Enfermeras (CIE) en su Código Ético (2000) especifica el papel de la enfermera en la promoción de "un ambiente en el que los derechos humanos, los valores, las costumbres y las creencias espirituales del individuo, la familia y la comunidad son respetados" (Baldacchino, 2006, p. 887). Por su parte, el Código de Malta de Ética para Enfermeras pide a los enfermeros "adaptar la atención que se brinda según el estado biológico, psicológico, social y espiritual del paciente/cliente y sus necesidades" (p. 887). Esto exige a la enfermera comprender la naturaleza de la angustia espiritual del paciente durante la enfermedad con el fin de atender y satisfacer sus necesidades de manera integral (Baldacchino, 2006).

Para la entrega efectiva de atención espiritual, la educación en esta materia se acentúa con el fin de permitir a las enfermeras ayudar a satisfacer las necesidades de los pacientes. Las profesionales recomiendan introducir conferencias y estudios de caso para facilitar la atención integral y aumentar la conciencia sobre la importancia de la dimensión espiritual. Estas reuniones pueden propiciar una mejor comunicación y coordinación entre todos los miembros del equipo interdisciplinario, y con el tiempo, mejorar la atención espiritual (Baldacchino, 2006).

Además, a mayor experiencia profesional de la enfermera se desencadena una mayor espiritualidad personal, con una mayor sensibilización por valorar las necesidades espirituales de los pacientes, debido al aumento de las experiencias de vida para producir el crecimiento espiritual personal; se afirma que, si las enfermeras no dan prioridad a la espiritualidad en su vida personal, tampoco la tendrían en las prestaciones a los pacientes (Baldacchino, 2006).

Centrarse en el paciente individual y desarrollar una relación capaz de satisfacer sus propias necesidades espirituales es altamente valorado por las enfermeras, así como crear una cultura donde ellas, y otros profesionales de salud involucrados en el cuidado del paciente, comparten sus experiencias de provisión de cuidado espiritual y discuten sobre cómo documentarlas (Walker & Waterworth, 2017). En el estudio de Milligan, por su parte, manifestaron lo difícil que les resultaba identificar las necesidades de los pacientes en cuanto a cuidado espiritual y como satisfacer esas necesidades (Milligan, 2004).

d) Barreras u obstáculos de las enfermeras para entregar el cuidado de la espiritualidad.

Falta de tiempo es la principal barrera para entregar el cuidado espiritual; se necesita documentar su importancia y entregar educación. En otra investigación las enfermeras reportaron tres barreras para otorgar cuidado espiritual: las barreras relacionadas con la enfermera; las barreras en cuanto a la relación con los pacientes y las barreras relacionadas con el entorno de trabajo; superarlas para la atención espiritual que estaba relacionada con las profesionales era fundamental para el proceso de discernir el camino de la mitigación, la voluntad de superar la propia zona de confort y la apertura de la persona misma; es decir, que las fortalecía para atreverse a ir a lo profundo y mantener el equilibrio en la profesión. Giske y Cone utilizaron la expresión 'alfabetización espiritual' para promover el lenguaje común sobre el conocimiento y cuidado espiritual porque las enfermeras insistían que se sentían mal preparadas para otorgarlo (Giske & Cone, 2015).

Otra barrera que surgió en diversas investigaciones sobre cuidado espiritual en relación con la enfermera fue la ausencia de competencias de enfermería en la prestación de la atención espiritual, por lo que las necesidades espirituales y/o religiosas de los pacientes no eran incluidas formalmente en la atención, lo que deterioraba las responsabilidades profesionales en la atención de enfermería (Baldacchino, 2006). Las profesionales reconocieron que la falta de experiencia y la incapacidad para manejar situaciones complejas eran impedimentos para prestar atención espiritual y que el conocimiento de los pacientes más allá del diagnóstico y plan de tratamiento de cuidados intensivos era esencial para proporcionarla (Kociszewski, 2004).

En cuanto a los obstáculos de cuidado espiritual en relación a los pacientes, las participantes en estudios manifestaron sentir retos y desafíos en la evaluación de las necesidades y en la medición de resultados de la atención espiritual de estas personas enfermas; las enfermeras con poca frecuencia identificaron y abordaron las necesidades espirituales entre sus pacientes, a pesar que sentían gran consideración al cuidado espiritual y referían que los pacientes y sus familias apreciaban una oferta para orar por ellos (Hubbel *et al.*, 2006). A esto suma la barrera que se deduce del hecho que los pacientes pasan períodos más cortos de tiempo en el hospital lo que reduce la oportunidad para tener tiempo en establecer, desarrollar, mantener fuertes relaciones terapéuticas con ellos y conocerlos más (Bailey, 2009).

Un hallazgo relevante es que el entorno hospitalario tradicional a menudo no favorece ni apoya mucho el cuidado espiritual. Las entrevistadas advirtieron la falta de apertura a lo espiritual, lo que constituyó un obstáculo para el cuidado espiritual relacionado con el entorno de trabajo. La cultura profesional del equipo de salud socializa en el lugar laboral y requiere que los líderes fomenten esta apertura a lo espiritual facilitando mejorar la recuperación de la salud del paciente. Los resultados positivos de asistir a la espiritualidad son evidentes y se aplican a todas las áreas de la práctica de enfermería (Giske & Cone, 2015).

e) Competencias de la enfermera para brindar atención espiritual.

Diversas investigaciones han revelado que las competencias del profesional de enfermería se manifestaron cuando ellas otorgaron un cuidado espiritual bien hecho, que incluyó preguntas significativas, disposición a escuchar, apertura a la audiencia y entrar en espacios sagrados de los pacientes y las familias en momentos cruciales.

En un informe sobre el intento de aliviar la angustia espiritual de los pacientes con infarto de miocardio surgieron varias competencias de enfermería genéricas: comunicación, empatía, ampliar la atención física a la atención integral, proporcionar un entorno tranquilo y apacible, ayudar a aceptar las limitaciones e identificar los aspectos positivos de la situación. Todo esto facilitó los requerimientos religiosos e infundió esperanza en el futuro, ayudando en el hallazgo, significado y propósito en la vida, fortaleciendo la relación paciente-familia.

En un estudio, las enfermeras identificaron seis competencias básicas para el cuidado espiritual: 1) manejo de las creencias personales, 2) abordar el tema, 3) recopilación de información, 4) discusión y planificación, 5) prestación y evaluación, 6) integración de la atención espiritual en la política (Giske & Cone, 2015). Por su parte, otras participantes encontraron tres dominios principales de competencias de enfermería para la atención espiritual: 1) el conocimiento y la experiencia espiritual de sí mismo, 2) las dimensiones espirituales del proceso de enfermería y 3) el aseguramiento de la calidad y experiencia (Baldacchino, 2006).

Como competencias generales para el cuidado espiritual de la enfermera se identifican la relación enfermera-paciente, la disponibilidad y la real presencia de enfermeras junto a los pacientes; mostrar empatía y la compasión que puede infundir esperanza en la vida; facilitar las prácticas religiosas de los pacientes que pertenecen a una determinada filiación religiosa; ayudar a los pacientes a tener tiempo de silencio y a completar su espacio espiritual; y la remisión de estos a los capellanes u otros profesionales (Baldacchino, 2006). Son competencias de las enfermeras que muestren la sabiduría y la sensibilidad con las dos prácticas de la comunicación, verbal y no verbal, en los momentos existenciales, entretejer la intuición, la conciencia y la percepción de la situación (Minton, 2018). Brindar atención espiritual, cumplir con la valoración de las necesidades del paciente: físicas, mentales, sociales y espirituales (Baldacchino, 2006). Y la escucha, según Bailey (2009), es una de las habilidades más importantes. Estas competencias genéricas para el cuidado espiritual se refieren a la atención integral fundamental que todas las enfermeras y profesionales de la salud deben proporcionar (Baldacchino, 2006); destacaron que la ausencia de competencias de la enfermería en la prestación de atención espiritual es el factor de que las necesidades espirituales y/o religiosas de los pacientes no sean incluidas formalmente en la atención, lo que deteriora las responsabilidades profesionales (Baldacchino, 2006).

f) Enfoques del profesional de enfermería en la identificación de las necesidades espirituales

La dimensión espiritual de la atención sanitaria es cada vez más prominente. La espiritualidad y su cuidado favorecieron en las participantes enfoques esenciales de la atención de enfermería al paciente (Wong & Ya, 2010). A su vez reconocieron que el aspecto espiritual de la atención de enfermería era un deber requerido de todas las enfermeras (Stranahan, 2001). Apoyaron esto otras participantes (Dennis, 1991) diciendo que uno de los patrones primordiales descubiertos sugiere que la enfermería es un arte y una ciencia curativos que requiere que las enfermeras tomen un enfoque holístico de la asistencia sanitaria y también provean cuidado espiritual de enfermería desde una perspectiva no religiosa. Agregaron que las profesionales de enfermería están en una posición privilegiada para abordar la atención espiritual que se encuentra en déficits entre las poblaciones de pacientes a las que sirven, coinciden en que es imperativo que las enfermeras posean la capacidad de identificar las necesidades espirituales (Hubbel *et al.*, 2006) ya que la atención espiritual se entrelaza con los cuidados de enfermería (Deal, 2012).

En su identificación, utilizaron cuatro enfoques: personal, de procedimiento, cultural y evangélico. Las enfermeras que adoptaron el enfoque personal estaban involucradas para hacer frente a las necesidades espirituales de los pacientes, dispuestas a darles tiempo y atención, y a participar en todos los aspectos de la atención con un enfoque holístico, favoreciendo sentimientos de confianza y seguridad entre ellas, destacando su importancia, que comprendía la implicación personal, la asociación, la reciprocidad y el asesoramiento. Observaron que al ocuparse de la atención de la espiritualidad experimentaron algún nivel de curación del paciente o los efectos positivos de su cuidado. Sugirieron que podría ser considerado como el modelo ideal para el cuidado espiritual. En el enfoque de procedimiento tendieron a enfrentar las creencias y prácticas religiosas y advirtieron que si la aflicción espiritual se muestra en términos y expresiones no religiosas puede pasar inadvertida y ocasionar que las enfermeras no realicen intervenciones de atención espiritual y que los estereotipos de los pacientes en función de sus necesidades religiosas y culturales pueden dar lugar a una aplicación rígida de las prácticas religiosas y sus rutinas, sin considerar necesidades reales relacionadas con su espiritualidad (Narayanasamy & Owens, 2001).

Un pequeño número de enfermeras utilizó un enfoque interactivo cultural para iniciar las intervenciones de atención espiritual. La incapacidad de ser integral en su enfoque las condujo a dilemas éticos, ya que podrían ofrecer una mejor atención si tuvieran suficientes conocimientos, habilidades, apoyo de pares, gestión y recursos (Narayanasamy & Owens, 2001). El enfoque evangélico se comprendió cuando había un fondo común religioso similar con los pacientes, que les permitió hacer esfuerzos para volver a afirmar su fe. Los resultados ofrecieron perspectivas de desarrollo de los enfoques personales y culturales de la atención como modelos de atención espiritual. Concluyeron que los elementos de las buenas prácticas de ambos enfoques se podrían extraer juntos para producir un modelo de atención espiritual (Narayanasamy & Owens, 2001). Los enfoques religiosos incluyeron la utilización de los recursos espirituales, el respeto a los artículos religiosos y a las actividades religiosas visibles y accesibles, y consideraron importante facilitar el encuentro con un capellán para una charla, la oración o la comunión. La necesidad de respetar la expresión de las creencias y prácticas religiosas incluyó las prácticas de piedad. Observaron que algunos pacientes rezaron como una manera de conectarse con Dios para buscar consuelo y la esperanza, en la fe de ser sanados (Narayanasamy, *et al.*, 2004).

La comunicación está en el corazón del cuidado espiritual. Esto implica hablar y escuchar a los pacientes cuando sea necesario, usar las palabras correctas y permitir períodos de silencio. Estos enfoques de comunicación se pensaron para facilitar el cometido, resolver problemas como la culpa y el arrepentimiento, formular la esperanza y ayudar al paciente a encontrar significado y propósito. Los participantes sintieron que 'simplemente escuchar' proporcionaba al paciente un ambiente seguro en el que podían explorar y descargar su sufrimiento espiritual. Crear tiempo para oír y no distraerse con otras tareas fue fundamental, aunque a veces era difícil debido a problemas de carga de trabajo; las enfermeras sentían que era parte integral de su enfoque (Walker & Waterworth, 2017). Las profesionales utilizaron a menudo el silencio como una modalidad terapéutica, porque permitió al paciente y a la familia una oportunidad de meditar, de rezar; también fue visto como un elemento importante y necesario para el crecimiento espiritual. Dio tiempo a los pacientes para reflexionar y hacer su viaje espiritual hacia su interior para llegar a la paz interior y aceptación (Kociszewski, 2003).

Varias enfermeras participantes encontraron que la provisión de cuidado espiritual debería adaptarse al paciente. Hubo un fuerte enfoque en la "diferencia" y el reconocimiento de la espiritualidad de cada persona en relación con la forma en que querían expresar esto (Walker, 2017). Analizando el concepto de atención religiosa y cuidado espiritual, llegaron a comprender que la atención religiosa ayudaba a la gente a mantener sus sistemas de creencias y prácticas de culto, mientras que la atención espiritual contribuía a que encontraran significado y propósito en sus vidas, a mantener relaciones y trascender un momento dado (Kociszewski, 2003).

Evaluar las necesidades espirituales comunicaba a los pacientes que la enfermera quería escuchar acerca de sus creencias y pensamientos espirituales, lo que favorecía que reconocieran contar con su espiritualidad (Walker, 2017). Referían que para ellas podía ser una experiencia gratificante y satisfactoria, conseguir un progreso en su moral y, en última instancia, conducir a una mejor atención del paciente (Narayanasamy & Owens, 2001).

g) Experiencias de las enfermeras en incorporar la atención espiritual en la práctica del rol profesional.

Los entornos clínicos en los que las enfermeras trabajan varían ampliamente y la práctica de cuidado espiritual también puede diferir. Hay diferencias entre los cuidados paliativos y cuidados en oncología en su prestación de atención espiritual y perspectivas (Ronaldson *et al.*, 2012). En el estudio de Walker & Waterworth (2017) unas enfermeras sugirieron que ser receptiva, abierta a las señales y sentirse cómoda ha sido identificado como importante para proporcionar cuidado espiritual en un entorno de oncología, agregando que la integración de las diferencias culturales es también un componente positivo de esos procedimientos. Las enfermeras de oncología definieron prácticas de atención espiritual como aquellas que promueven "el bienestar, la superación, crecimiento y las relaciones" (Hubbel *et al.*, 2006, p. 380).

La literatura sobre cuidados paliativos generalmente apoya la opinión que todos los síntomas experimentados por el paciente con cáncer y otros enfermos paliativos son de naturaleza multifacética, incluida la dimensión espiritual (Carroll, 2001). Las enfermeras de cuidados paliativos se ocupan de los pacientes al final de la vida. Su compromiso de entrega de cuidado espiritual se asocia con sus necesidades espirituales: el significado y propósito en la vida, dar y recibir amor, la esperanza y la creatividad; tienen un fuerte sentido de la espiritualidad personal y del cuidado espiritual (Ronaldson *et al.*, 2012). Además, el reto de los cuidados paliativos de hoy es conocer a gente de todas las creencias o ninguna y hacer todo lo posible para crear un ambiente que se valore el cuidado espiritual.

"Las enfermeras constituyen el mayor porcentaje de la fuerza de trabajo sanitaria. Ellas están presentes en casi todos los cuidados paliativos y tienen la mayor cantidad de contacto con los pacientes" (Keall, Clayton, & Butow, 2014, p. 3198). "Para muchas, la confianza y la experiencia mejoran su capacidad de proporcionar cuidado; su relación con el paciente es esencial para permitir conversaciones en un nivel más profundo" (p. 3200).

Las enfermeras de cuidados paliativos testimonian que su espiritualidad incidió en su práctica de cuidado espiritual; tienen un mayor sentido de la espiritualidad personal y se ocupan de valorar la integración de cuidado espiritual en su quehacer. Su competencia y confianza en la prestación de tal cuidado íntimo descansa en su espiritualidad personal y en sus conocimientos para apoyarlo, y pueden haber contribuido a su entrega frecuente del cuidado espiritual (Ronaldson *et al.*, 2012).

La atención de enfermos terminales y en riesgo inminente de muerte aumenta la conciencia espiritual de una persona. Los moribundos suelen ser desafiados con temas espirituales; por ejemplo, la necesidad de reconciliación, una búsqueda de sentido, pedir o dar perdón, y la necesidad de esperanza. En su trabajo, las enfermeras de cuidados paliativos son testigos de estos profundos eventos personales, algunos angustiosos; así aumenta su sensibilidad espiritual (Ronaldson *et al.*, 2012).

La OMS (2015) sostiene que la prevención y el alivio del sufrimiento, a través de los cuidados paliativos, se lleva a cabo mediante el uso de medios físicos, psicosociales y espirituales. Afirma que los cuidados paliativos "integran los aspectos psicológicos y espirituales de la atención al paciente". (Saunders, Harris, & Hale, 2017, p. 176).

En cuidados paliativos, las enfermeras están en condiciones de proporcionar atención existencial y espiritual a los pacientes con el facilitador principal que es la relación enfermera-paciente. La barrera más importante es la falta de tiempo y la estrategia principal es educar en esta área. Este enfoque es integral: el tratamiento de toda la persona, no solo de la enfermedad, teniendo en cuenta sus necesidades físicas, sociales, psicológicas y espirituales, y abordar cada componente con la misma consideración (Keall, Clayton, & Butow, 2014).

El cuidado espiritual es uno de los ocho dominios de los cuidados paliativos, incluye los ámbitos espirituales, religiosos y existenciales en la atención al paciente. Estos dominios se detallan en las recomendaciones para la aplicación interdisciplinaria en esta área (Wittenberg, Ragan, & Ferrell, 2017). En la práctica se distingue entre los cuidados paliativos y entornos agudos, según los sistemas en que se basan y también las filosofías rectoras del cuidado. Los ambientes de cuidados agudos tienen una filosofía curativa mientras que los paliativos se guían por el alivio de los síntomas, asistir el final de la vida y el cuidado asociado (Ronaldson *et al.*, 2012).

Se considera que las enfermeras de cuidados agudos, a través del cuidado espiritual, pueden fomentar la expresión de su espiritualidad, mantener la capacidad de adaptarse y la esperanza, y, posiblemente, contribuir a la recuperación de las enfermedades (Ronaldson *et al.*, 2012). Las enfermeras de cuidados críticos se quedan con las familias, escuchan sus palabras y buscan cómo proporcionar cuidado espiritual para aliviar su dolor (Kociszewski, 2004). Proporcionar esa atención tiene un significado importante para ellas, que da lugar a la satisfacción profesional. Sin embargo, demuestran dificultades para diferenciar las necesidades espirituales de las necesidades psicosociales. En el día a día, es difícil separar cualquier aspecto de la atención de enfermería; respetar, honrar, no juzgar y ser un defensor del paciente y facilitador son actitudes básicas y comportamientos de atención espiritual en cuidados críticos (Kociszewski, 2004).

Las enfermeras que trabajan en los departamentos psiquiátricos tienen una mayor percepción de la espiritualidad y la atención espiritual en comparación con otros departamentos. Esto puede ser debido a que en esas clínicas utilizan más habilidades terapéuticas y de comunicación: por ejemplo, la escucha activa, no juzgar, la construcción de apoyo, tiempo de pasar a hablar con los pacientes, etc. Esas profesionales han descrito la dimensión espiritual como difícil de capturar en las relaciones paciente-enfermera; identifican la necesidad de un mayor conocimiento sobre la dimensión espiritual y su importancia para el bienestar del paciente (Ronaldson *et al.*, 2012).

Las enfermeras de rehabilitación describen el cuidado espiritual como el respeto, el apoyo y la construcción de una relación (Gerbhart, 2008). Enfermeras de nefrología que trabajan en diálisis pasan largas horas al día, varias veces a la semana, con los mismos pacientes. Sin perjuicio de lo que corresponde a los capellanes, hay momentos en que la profesional está en la mejor posición para entregar el cuidado espiritual, ya sea por la comodidad de la hora del día, disponibilidad o relación que puede haberse desarrollado entre ella y el paciente (Deal, 2012).

Algunas enfermeras creían que la falta de reconocimiento daba como resultado un 'tratamiento inadecuado', como la sedación, ya que era una práctica más fácil y común, buscar medicamentos cuando un paciente estaba angustiado, en lugar de explorar elementos espirituales (Walker, & Waterworth, 2017).

En la unidad de cuidados intensivos suelen redirigir los temas espirituales a consideraciones médicas o los que proporcionan la empatía, reconocen los estados espirituales con una respuesta de tipo cerrado, o preguntan al paciente/familia si le gustaría una referencia a capellanía (Wittenberg, Ragan, & Ferrell, 2017).

Se identificaron cuatro cualidades humanas esenciales del cuidado espiritual: receptividad, humanidad, competencia y positividad. La idea de que este cuidado es sobre el desarrollo de conexiones y relaciones se suma a su comprensión, pero también crea la oportunidad de una mayor exploración para facilitar la práctica, en particular porque las distintas interpretaciones y diferencias culturales deben hacerse visibles para informar a un equipo, un enfoque que es esencial en los cuidados paliativos (Walker, H. & Waterworth, S., 2017).

Para el proceso de atención espiritual es esencial obtener una conexión con el paciente mediante la participación en conversaciones significativas, demostrarle el amor y el cuidado a través del contacto y remitirlo a un especialista en atención espiritual cuando sea necesario (Bailey, 2009). Dentro de los cuidados paliativos, el cuidado espiritual consiste en brindar consuelo a los moribundos mediante una presencia comprometida y significativa, compasión, afirmación e innumerables actos de bondad (Walker, 2017).

4. DISCUSIÓN

Varios resultados se repiten en los artículos seleccionados dando luz a conceptos claves como: el cuidado espiritual promueve el bienestar con un cuidado holístico; demuestra respeto y apoyo a las creencias de los pacientes; favorece interactuar verbalmente con los pacientes y actividades específicas que satisfacen las necesidades espirituales y religiosas; ayuda a la persona a conseguir equilibrio de mente cuerpo y espíritu para el mantenimiento de la salud; permite que las enfermeras puedan responder a las necesidades espirituales del paciente.

Un número significativo de autores de los artículos coinciden en que la madurez y profesionalismo de las enfermeras son fundamentales en su relación con el enfermo, que las enfermeras deben tener conciencia de que cada paciente es único; reconocen también que están en buena posición para entregarlo, que su rol es facilitador, pero confuso.

Se puede extraer de los resultados que el cuidado espiritual ha sido durante mucho tiempo identificado como una zona de culto no fácil de compaginar para las enfermeras (Clarke, 2009). Esta dificultad se debe, en parte, a la naturaleza nebulosa de la espiritualidad y a una falta general de palabras para definirla en enfermería y describir el cuidado que proporcionar al respecto. Sin embargo, el desarrollo de la perspectiva espiritual de las enfermeras al principio de su preparación, la articulación y la documentación de cuidado espiritual, pueden mejorar su práctica y la cultura de su entorno de trabajo; influyéndolas en su entrega de atención espiritual (Ronaldson, 2012). Es importante la educación a las enfermeras en relación con la espiritualidad, motivarlas a un trabajo personal con relación a sus perspectivas espirituales, animarlas a que desarrollen opiniones sobre la espiritualidad que favorezcan su crecimiento interior, mediándolas en actividades espirituales, arte literatura, religión; facilitándoles la tarea del autocuidado espiritual y el del paciente. Surge algo muy interesante cual es que se amplía la perspectiva de la vida hacia un más allá de la vida terrena, facilita la proyección de la persona después de la muerte, se reconoce con esperanza la realidad de la vida humana que no termina, sino que se renueva.

Como el interés en la prestación de atención espiritual por parte del profesional de enfermería es cada vez mayor, conviene formular directrices para entregarla, que incluyen: la evaluación periódica de las preocupaciones espirituales utilizando una herramienta de confianza que permita la identificación de las esperanzas, sueños, miedos y creencias de un paciente; la asistencia a los pacientes para incorporar estas preocupaciones espirituales en sus actividades de atención, incluyendo la ayuda en la revisión de la vida del paciente (Keall *et al.*, 2014).

Se observa que las enfermeras han reconocido tradicionalmente que los seres humanos son de naturaleza tripartita; las tres dimensiones están relacionadas entre sí y la curación a menudo se produce a través de restablecer el equilibrio entre mente, cuerpo y espíritu. Como profesionales que deben atender a los pacientes de manera integral, se sienten equipadas con el conocimiento fisiológico, pero suelen descuidar las dimensiones psicosociales y espirituales pues no se sienten competentes para ayudarlos en estos ámbitos (Baldacchino, 2006). Las prácticas de enfermería se han centrado cada vez más en el tratamiento de toda la persona, incluyendo los cuatro dominios: físico, mental, social y espiritual (Neuman, 1995). De los cuatro, el ámbito espiritual es el más descuidado en la práctica diaria de enfermería (Chan, 2009).

Apuntando a una eficiente perspectiva de futuro que se consiga de esta revisión, se ha elegido uno de los resultados extraído desde la experiencia de la enfermera que expresa lo siguiente: las enfermeras son parte integral en la provisión de cuidados espirituales para pacientes; deben sentirse seguras y competentes antes de otorgar este cuidado; para lo cual es importante que la enfermera reconozca la necesidad de estudiar, de favorecer el diálogo de la ciencia de la enfermería con la ciencia de la Antropología filosófica, de prestar atención a algo muy interesante a lo que habitualmente no se da mayor importancia, de la que se cuenta con pocos datos, se trata de la Dimensión de la Espiritualidad; por tanto se sugiere que el profesional de enfermería se capacite en conocer que es la persona, adentrarse al mundo interior del ser humano, el de cada quien, ayudar a que esa persona humana que cuida, pueda juzgar por sí misma lo que se debe hacer; comprender; conocer sus leyes, para lo que se está hecho. Hay que destinar tiempo para que se conozca, y así pueda describir el bien que le conviene, tener una buena ciencia para saber dirigir su persona, para que comprenda de lo que está hecha, y consiga entonces escrudiñar donde está la fuerza, localizar cuando se pierde energía que lleva a equivocarse en las decisiones importantes, saber acudir a la opinión de otros, contrastarlas, saber ir a las causas de las acciones.

5. Conclusiones

Se debe reconocer la importancia de la educación para el cuidado espiritual lo que permitirá aumentar su evaluación mediante el empleo de medidas para aplicarlo en el proceso de enfermería. Además, teniendo en cuenta la influencia de esa dimensión espiritual, será económicamente más viable en el largo plazo asegurar que la dotación de personal adecuado se mantenga de manera que las enfermeras tengan suficiente tiempo con los pacientes para atender a sus necesidades espirituales (Chan, 2009).

Este cuidado por parte de enfermería puede ayudar a aliviar la angustia espiritual de un paciente; la literatura sobre el tema refleja una falta de orientación sobre la forma de entregarlo. Algunos estudios sugieren que los pacientes y las enfermeras se acercan durante la prestación de cuidados espirituales, que las enfermeras tienen recursos que utilizan para prepararse y brindar esa atención, y que hacerlo puede significar un costo emocional.

Estos hallazgos tienen implicaciones para la práctica, la educación y la investigación en enfermería (Deal, 2012).

Se entiende que solo unos pocos autores reconocen que la propia enfermera puede influir en la forma en que aborda el cuidado espiritual; consideran que las experiencias mentales, sociales y espirituales deben influir en la práctica de la atención al paciente y que esta visión rara vez se observa en la literatura. A la inversa, recomiendan que las enfermeras 'comprendan' las creencias personales para estar abiertas a las preocupaciones espirituales de los pacientes (Carroll, 2001).

Los pacientes hoy en día pasan períodos más cortos en el hospital que en el pasado, lo que reduce la oportunidad y el tiempo de las enfermeras para establecer, desarrollar y mantener fuertes relaciones terapéuticas con ellos basándose en la premisa de "saber del paciente". En cambio, en cuidados paliativos hay un mayor énfasis en proporcionarles un lugar de atención, con el consiguiente desarrollo de servicios comunitarios; en admisiones a la unidad de hospitalización, es menor (Bailey, 2009). Sin embargo, la barrera del tiempo puede ser superada por la habilidad de la enfermera en aprovechar todas las instancias de estar con el paciente y su familia, cuyos integrantes también pueden ser mediadores de atención espiritual y continuar la educación en esta área.

Por su propia naturaleza, el cuidado de la dimensión espiritual de un individuo es complejo y no puede medirse fácilmente en términos cuantificables. El aumento significativo de información sobre la espiritualidad en la literatura de enfermería en los últimos 10 años sugiere una creciente conciencia e interés en el concepto de enfermería holística (Milligan, 2004). Sin embargo, hay una pregunta fundamental: ¿Dónde termina la atención espiritual y comienza la psicológica? (Bailey, 2009).

Lo espiritual es parte de una evaluación de la salud integral y en la mayoría de los establecimientos sanitarios normalmente se completa al momento del ingreso. Sin embargo, esas preocupaciones a menudo se atienden una vez cubiertas las necesidades físicas del paciente. Una evaluación espiritual de alta calidad requiere hacer las preguntas correctas y la capacidad de entrar en un espacio revelador al lado del paciente. Formular preguntas significativas y tener el valor de escuchar los pensamientos personales del paciente son componentes integrales de una evaluación espiritual (Minton, 2018).

Como buenas habilidades de comunicación, las participantes en estas investigaciones identificaron la escucha activa, es decir, dar al paciente su atención parafraseando sus palabras; mostrar compasión y empatía por sus circunstancias permitiéndole profundizar la relación terapéutica; ser consciente de las señales no verbales del enfermo y de su propio comportamiento; y hacer preguntas para facilitar las conversaciones (Keall *et al.*, 2014). El cuidado espiritual bien hecho incluye preguntas significativas, estar dispuesto a escuchar y abierto a la audiencia, y entrar en espacios sagrados con los pacientes y las familias en momentos cruciales. La atención espiritual al final de la vida es una voluntad de ir más allá, como lo espera el paciente (Minton, 2018).

El bienestar espiritual se asocia con la disminución del dolor, el estrés y el sufrimiento emocional; por lo tanto, la preparación de la enfermera para la provisión de la atención espiritual es relevante. Es un componente esencial del cuidado al paciente; sin embargo, las enfermeras continúan expresando incertidumbre en cuanto a su papel en la prestación pero, pese a esto, gran parte de ellas sugirieron que es una responsabilidad de enfermería (Minton, 2018).

El enfoque en el paciente individual y el desarrollo de una relación que permita satisfacer las necesidades espirituales únicas del paciente son altamente valorados. Es necesario crear una cultura en la que las enfermeras y otros profesionales de la salud involucrados en la atención al paciente puedan compartir su experiencia en la provisión de atención espiritual, y discutir cómo se puede documentar (Walker & Waterworth., 2017). Hay una necesidad de consenso y de aclarar definiciones de atención de enfermería espiritual para que todas las enfermeras puedan articular y documentar el cuidado que brindan antes de que proporcionen intervenciones adecuadas a través del proceso de enfermería, o enseñen a otras enfermeras cómo implementarlo; debe haber un lenguaje preciso y común para describir la experiencia y establecer límites (Dennis, 1991).

El cuidado de enfermería espiritual se definió en un estudio utilizando el método de Watson (1985), concepto de relación de cuidado transpersonal: "Una unión espiritual que ocurre entre las dos personas, enfermera y paciente, donde ambos son capaces de trascender el yo, el tiempo, el espacio y la historia de vida de cada uno" (Dennis, 1991, p. 29).

Las enfermeras con experiencia personal en hospitalización han tenido mejores puntuaciones de espiritualidad y de atención espiritual (Chan, 2009). Esos hallazgos también están de acuerdo con estudios previos en que recibir clases de cuidado espiritual durante la formación de enfermería se asoció positivamente con un mayor nivel de percepción de la espiritualidad y la atención espiritual (Akgün & Kardas, 2016).

Para mover la enfermería hacia la prestación de asistencia orientada a tareas de atención integral, incluyendo el tiempo necesario para entregarla, se debe prestar atención a la formación continua y el compromiso organizacional. Esto puede ser alcanzable con la investigación de modelos alternativos de atención de enfermería y el apoyo de los programas de educación basados en la evidencia para mejorar las habilidades en este aspecto crucial de la atención (Keall *et al.*, 2014).

Aunque gran parte de las enfermeras considera la asistencia espiritual importante, no se ve como una prioridad porque se cree que los aspectos físicos son más relevantes y por lo tanto necesita ser asistida por primera vez (Moraes, *et al.*, 2015). Las profesionales requieren experiencia y educación específica para tener los conocimientos y habilidades que exige el cuidado espiritual (Baldacchino, 2006). Ambas características han sido reconocidas para impactar en la entrega de ese cuidado e influir en la capacidad para practicarlo (Ronaldson, 2012).

Aunque el sufrimiento espiritual y existencial al final de la vida no puede ser totalmente mitigado, las enfermeras son capaces de aliviar algo de la soledad de sus pacientes en su sufrimiento; se necesita más investigación (tanto cualitativa como cuantitativa) para descubrir cómo ellas proporcionan atención espiritual y existencial a los moribundos en la práctica diaria (Tornae, 2015).

La importancia de cuidar la espiritualidad de los pacientes y su impacto positivo en la salud es evidente, a pesar de la falta de consenso en cuanto a su definición. Es necesario superar las barreras que existen para aplicar ese cuidado, que requiere diversas competencias por parte de los profesionales de enfermería que lo otorgan.

Según Giske y Cone (2015) y Minton (2018), cuando las enfermeras y los estudiantes se ocupen de comprender mejor el significado de entregar cuidado espiritual y se les enseñe cómo proporcionarlo, serán más propensas a atender a los pacientes con empatía, dignidad y respeto. El cuidado espiritual es tratar de encontrar algo que sea importante para ellos y les dé consuelo (Carroll, 2001)

CAPÍTULO 4
EL CUIDADO ESPIRITUAL DE LA ENFERMERÍA: LA SATISFACCIÓN DE LAS NECESIDADES ESPIRITUALES DE LOS PACIENTES FUNDAMENTACIÓN ANTROPOLÓGICA

La revisión bibliográfica ha mostrado la necesidad de llevar a cabo un aporte del cuidado espiritual fundamentado en el conocimiento, valoración, ayuda en la satisfacción y respuesta de las necesidades espirituales de la persona enferma, cuidando las perfecciones o trascendentales del núcleo personal o espíritu, intentando facilitar a las enfermeras cómo insertar este modelo de cuidado en el proceso laboral de la enfermería actual.

La enfermería es una disciplina basada en la práctica que se centra en las personas. La diaria atención de los pacientes implica que el cuidado espiritual no se puede separar del resto de las dimensiones humanas (R. Tanyi 2002). Por tanto, las enfermeras tienen un papel activo en la ayuda de la satisfacción de las necesidades espirituales de sus pacientes (Li-Fen Wu *et al.*, 2016). Uno de los patrones primordiales descubiertos en la revisión bibliográfica sugiere que la enfermería es un arte y una ciencia curativos que requiere que las enfermeras adopten un enfoque holístico de la asistencia sanitaria (Dennis, 1991).

Esta propuesta de cuidado espiritual del profesional de enfermería considera las recomendaciones descritas. Las formas de elaboración de estructuras del conocimiento se basan en la *Antropología trascendental* de Leonardo Polo, las cuales son, a su vez, coherentes con los conocimientos científicos y empíricos del profesional de enfermería, de la cultura y de las creencias, tanto de la enfermera como de la persona que es cuidada, conceptos que se complementan. Por la forma como se realiza el cuidado en el Modelo de marco de la relación interpersonal entre la enfermera y la persona/familia cuidada (Saracíbar, 2009), un modo de conocer personal que incluye la comprensión de cada persona, del mundo en que vive y de las relaciones entre ambos, se establece el proceso de atención de enfermería como método de elección para el desarrollo de la práctica enfermera.

En esta metodología de cuidado existe un marco teórico de referencia o conjunto de conceptos y presupuestos derivados de teorías o modelos conceptuales de enfermería. También son fuente de referencia otras áreas del conocimiento originado en las propias creencias y valores universales que se conciben para utilizarlas en la práctica con personas, familias, grupos o comunidades, atendiendo a situaciones generales o específicas en el área de la asistencia, la gestión del cuidado o en la enseñanza de enfermería, que tiene la finalidad de demarcar el conocimiento en el que se apoya, sirviendo como base para las acciones de enfermería.

La estructura filosófica fundamenta científicamente los pasos de un cuidado espiritual específico, complejo y singular; presenta, además de un aporte teórico, una posibilidad de planeamiento y sistematización de este cuidado. Se suman conocimientos adquiridos a través de varios factores subjetivos y objetivos, ideas, información, conocimiento en la práctica profesional, experiencias personales, tradiciones o cultura, influencias de otros investigadores, intuición, investigación científica, raciocinio lógico o procesamiento, dando sentido a pensamientos y experiencias.

Este cuidado espiritual remite a la construcción de un método que favorece la atención de la dimensión más profunda de la persona humana. Es diferenciado y específico, auxilia la asistencia prestada a la persona enferma y, al mismo tiempo, impulsa al propio desarrollo de la espiritualidad del profesional de enfermería. Este cuidado espiritual engloba un conjunto de conocimientos para calificar y perfeccionar la praxis de la enfermera.

Se revisan los diagnósticos de enfermería NANDA (*North American Nursing Diagnosis Association*) relacionados con la dimensión de la espiritualidad. De las 14 necesidades que Virginia Henderson identifica, solo se perciben las definidas como valores y creencias. Al comparar las taxonomías existentes con el marco conceptual elaborado con la base filosófica de la *Antropología trascendental* de Leonardo Polo (2015) se observa un vacío relacionado con la dimensión espiritual, que se intenta resolver. Este *gap* se centra en que no se considera la existencia del 'acto de ser' o 'espíritu' del que habla Polo. Por tanto, no están presentes sus perfecciones: la coexistencia libre, el conocer y el amar personales, es decir, los 'trascendentales personales' que conforman el espíritu o acto de ser humano.

Conocerlos, tenerlos en cuenta y saber que de ellos dependen, como de su núcleo, las demás dimensiones humanas, las cuales son inferiores a ellos, permiten implementar un cuidado espiritual por parte de la enfermera, con posibilidades de documentación de su plan de actividades y de evaluación en el logro de una atención de enfermería holística eficaz y productiva, dirigida a la recuperación de la salud o, en su caso, a una muerte con sentido personal y trascendente. La valoración del paciente –observación, entrevista– se orienta con preguntas estudiadas, de fácil manejo, para conseguir respuestas de la persona enferma sobre posibles carencias que requieren que la enfermera le ayude en el cuidado de las aludidas perfecciones de su núcleo personal: la coexistencia libre, el conocer y el amar personales, novedosos e irrepetibles del paciente.

1. ¿QUÉ CONDUCE AL DESARROLLO DE ESTA PROPUESTA DE CUIDADO ESPIRITUAL?

La pregunta es: "¿En qué consiste el cuidado espiritual que la enfermera debería insertar en el proceso de atención a la persona enferma según la enfermería actual?". Esta cuestión es concisa, coherente, aplicable y lógica, porque considera a la persona enferma a la vez que integra el entorno en el cual se desarrollará y aplicará el cuidado espiritual.

El marco de referencia fundamenta las acciones del cuidado y lo orienta como un todo. Este modelo teórico tiene en cuenta la conceptualización investigada sobre la práctica de la enfermería y exige la búsqueda del conocimiento a través de lecturas y relecturas, la elaboración y reformulación del soporte teórico, la situación que está siendo estudiada, hasta que se exprese en sus cuatro conceptos básicos: persona, entorno, cuidado y enfermería.

La propuesta teórica proporciona la evidencia necesaria para fundamentar, orientar y aclarar las acciones de enfermería, señalando y justificando el por qué se selecciona un determinado tipo de cuidado. También permite profundizar, por medio de conceptos, en las formas de orientar las acciones de enfermería, elaborando así un modelo organizado. La elaboración del marco de referencia se realiza durante todo el proceso de planificación del cuidado.

1.1. Objetivo general

El objetivo es ofrecer un proyecto de cuidado de la espiritualidad de la persona enferma que muestre a cada profesional de la enfermería cómo hacer realidad este cuidado, en aras de brindar una atención holística a cada uno de sus pacientes, favorecer que se considere el cuidado de la dimensión de la trascendencia de la persona con base en la *Antropología trascendental* de Polo (2015) y en el marco del Modelo de la relación interpersonal entre la enfermera y la persona/familia cuidada (Saracíbar, 2009). Este fundamento debe ser comprendido y encauzado hacia su ejecución en el proceso de enfermería, de forma que se facilite al paciente asumir el sentido trascendente de su propia vida.

1.2. Objetivos específicos

1. Que la enfermera comprenda la importancia de reconocer cuáles son las necesidades espirituales, es decir, las vinculadas con los 'radicales personales' que conforman la intimidad humana. Por tanto, que sea capaz de distinguir los requerimientos 'naturales' y 'esenciales' del hombre, los cuales están orientados a la perfección de lo común de los hombres (arte, filosofía, literatura) de los 'espirituales' o 'personales', los cuales son novedosos e irrepetibles en cada quién, y apuntan al fin felicitario 'personal', tanto de modo 'natural' como 'sobrenatural'.

2. Mostrar cómo la enfermera puede conocer, valorar y ayudar en la satisfacción y respuesta a las necesidades espirituales de la persona enferma.

3. Hacer ver a las enfermeras la importancia de esforzarse cada día por luchar en la satisfacción de las propias necesidades espirituales, y así, con esfuerzo, ir por delante de sus pacientes en ser personas capaces de usar la propia libertad en la búsqueda del sentido personal y del amor aceptante y donante.

4. Profundizar en el conocimiento de las demandas espirituales de cada persona humana, que se han descubierto con reflexión atenta, estudio e investigación, en varios años de ejercicio profesional como enfermera-matrona, ayudando a satisfacer también las necesidades físicas, psíquicas, sociales de hombres y mujeres a los que hay que agradecer el que hayan permitido servirles.

5. Promover una toma de conciencia de la importancia de estas necesidades, tendentes a alcanzar la felicidad de cada ser humano.

6. Aportar nociones de cuál es la índole del ser humano, sus necesidades espirituales; explicarlas a la luz del pensamiento de Leonardo Polo, y comprender cómo conviene vivirlas.

7. Incentivar al profesional de enfermería para que considere las necesidades espirituales en lo que son y significan. Mediar en estos profesionales para que vean la importancia de valorarlas en su vida personal y en las personas humanas que cuidan, y favorecer en ambos una vida más plena y humana en sus manifestaciones.

8. Indicar que la satisfacción de las necesidades espirituales ayuda en la recuperación de la salud o, en su caso, en la proyección felicitaria personal después de la muerte.

9. Mediar para que las enfermeras y sus pacientes conozcan las perfecciones trascendentales: la libertad, descubran el sentido personal y el amor aceptante y donante, en los que radica la misión a que está llamado cada ser humano, y buscar, por tanto, que cada quien se reconozca como una persona creada libre, cognoscente, amante respecto de Dios y, desde él, pero a nivel manifestativo, a las demás personas (nuestra apertura íntima es exclusiva hacia el ser supremo, pues a nivel trascendental o de intimidad carecemos de apertura directa a las personas creadas, ya que nuestra apertura natural a ellas es solo manifestativa; precisamente por ello no podemos juzgar la intimidad de las demás personas).

10. Incentivar a que, como ser personal, a la persona le conviene no solo formularse la pregunta respecto del sentido novedoso e irrepetible de su ser íntimo, sino también animar a tratar de buscar la respuesta, intentar encontrarla y vivir de acuerdo con ella. Estimular a considerar que esta tarea es la más noble; o sea, que se procure hallar la verdad última de su ser.

11. Animar y favorecer en estos profesionales a que incentiven a sus pacientes para que desarrollen una conciencia sobre la importancia de cada ser humano, de su dignidad que lo distingue del resto; que se le considere según su ser personal, de manera que se le respete como un sentido personal distinto, el cual, pese a ser a imagen y semejanza del ser pluripersonal divino, con todo, cada quién muestra un sentido distinto de Dios, porque cada quien es una coexistencia personal libre diferente, un conocer y un amar distintos respecto de él.

12. Intentar esta motivación: que los profesionales de enfermería se valoren, al unísono con sus pacientes, en cuanto seres personales valiosos y trascendentes; y favorecer que la enfermera tome y haga tomar conciencia a los enfermos a su cuidado de que en todo lo que realizan debe ir por delante lo espiritual o personal.

2. MARCO CONCEPTUAL DE LA PROPUESTA

La persona humana, buscando el bien, saliendo de sí hacia los demás, sirviendo, amando a los de su alrededor, siendo un don total de sí misma, de su vida, de su trabajo, esforzándose para ser mejor, consigue felicidad. La vida es como un viaje por el mar de la historia, a menudo oscuro y borrascoso, en el que se escudriñan los astros que indican la ruta. Las verdaderas estrellas de la vida son las personas que han sabido vivir rectamente. Ellas son luces de esperanza. El Destinatario es ciertamente la luz por antonomasia, el sol que brilla sobre todas las tinieblas de la historia. Pero para llegar hasta él se necesita también de luces cercanas, personas que iluminen. Los profesionales de enfermería pueden ser esos luceros para la persona que cuidan. El paciente requiere que la enfermera le ayude a crecer como 'persona', es decir, espiritualmente; su maduración contribuirá también a la realización de este profesional en la evaluación del Proceso de Atención de Enfermería.

San Josemaría Escrivá de Balaguer, que ha sido una de esas estrellas, dice en *Amar al mundo apasionadamente*, una homilía pronunciada en el *campus* de la Universidad de Navarra en 1967 (Escrivá de Balaguer 2002), que Dios ha puesto al hombre, compuesto de alma y cuerpo, de espíritu y materia, a vivir en medio de las realidades materiales, y la persona "es libre para amar sin medida, sin miedo, sin temor, amar hasta el final por esa libertad de espíritu para crecer como persona" (p. 114). Fundamenta su tesis en el relato bíblico de la creación del mundo en su realidad material y espiritual. "Materia, pues, abierta al espíritu... La materia es capaz de espíritu" (p. 114), y es que "el mundo ha salido de las manos de Dios, porque es criatura suya" (Escrivá de Balaguer, 2002, p. 235, *Gen.*, I, 7 ss.).

Este autor, que también fue capellán de un hospital, enfatiza que hay que "saber materializar la vida espiritual... (p. 236), "unir la vida interior, la vida de relación con Dios" con "la vida familiar, profesional y social, plena de pequeñas realidades terrenas" (p. 114). Y anima a cada persona a poner las "cosas más visibles y materiales... al servicio del Reino de Dios" (p. 114). A "espiritualizarlas", en el sentido bien preciso de "hacerlas participar con el espíritu en el destino del hombre, haciendo de ellas medio y ocasión de un encuentro continuo con Dios" (p. 237). Propone "una manera de entender la relación del hombre con Dios que, arrancando de lo más material y expresándose a través de la materia de este mundo, se levanta hasta Dios" (p. 116). Lo concreta al decir: "El que desempeña con amor lo más intrascendente de las acciones diarias, aquello rebosa de la trascendencia de Dios" (p. 238). La materia comparte con el espíritu un mismo destino –el destino del hombre– y la dignidad de la materia radica precisamente en su relación con el espíritu, en su capacidad de servir al espíritu y de ser penetrada por él.

Los acontecimientos profesionales de la vida de la enfermera le brindan la materia indispensable para el ejercicio de su responsabilidad; el tesoro que Dios pone en sus manos es cada paciente. El profesional de enfermería, también desde su condición de hijo de Dios, puede descubrir ese "algo santo, divino, escondido en las situaciones más comunes" (Escrivá de Balaguer, 2002,

p. 236), que surgen antes, durante y después del ejercicio de la atención de enfermería a la persona que cuida. Hay, pues, que recordar, que "es en medio de las cosas más materiales de la tierra, donde debemos santificarnos, sirviendo a Dios y a todos los hombres" (p. 235).

2.1. Filiación: fundamento de la persona humana

"Hijo es nombre de persona" (Polo, 2003). La filiación divina es natural (la sobrenatural la eleva) y caracteriza a las perfecciones intratrascendentales que conforman el acto de ser personal humano: la coexistencia libre, el conocer y el amar personales, porque dicen relación constitutiva natural al Dios personal, pues una relación de dependencia creatural libre, cognoscente y amante no es sino filial. Su aporte permite considerar el cuidado espiritual como el cimiento de la atención que la enfermería presta. Para otros, "el proceso enfermero, también denominado proceso de enfermería (PE) o proceso de atención de enfermería (PAE), es un método sistemático que brinda cuidados humanitarios eficientes centrados en el logro de resultados esperados, apoyándose en un modelo científico realizado por un profesional de enfermería. Es un método sistemático y organizado para administrar cuidados individualizados, de acuerdo con el enfoque básico de que cada persona o grupo de ellas responde de forma distinta ante una alteración real o potencial de la salud" (Luis Rodrigo *et al.*, 2005).

La persona humana tiende a la felicidad relacionada con su proyecto personal. Esto no indica que cada una se deba trazar un proyecto vital arbitrario, porque ninguna es un invento de sí misma, sino que cada una puede, si libremente desea, descubrir el sentido personal novedoso e irrepetible que es y está llamada a ser por su Creador, y seguirlo libremente. Su Creador es, a la par, el Destinatario personal último de su libertad personal. Por eso la felicidad que tiene que alcanzar es personal. Debe resolver el derrotero a tomar en su existencia manifestativa de acuerdo con el progresivo descubrimiento de su ser personal íntimo, el cual es proyecto creciente de cara al Dios personal, pues tal crecimiento, o en caso inverso decrecimiento, redunda en todas las manifestaciones de su vida.

Para que se activen esas manifestaciones cuenta con un instrumento nativo que le impulsa a actuar, a realizar el bien que pueda y quiera, lo cual repercute a su vez en su propia mejora interna, tanto en su conocer racional como en su querer de la voluntad. Tal instrumento es el hábito innato de la sindéresis, fundamento de la ética y raíz activa de todas las manifestaciones humanas. En efecto, tal hábito está abierto a conocer todas las potencias humanas y a reforzarlas perfectivamente en su activación. De él depende, por tanto, lo que los pensadores clásicos llamaban conocimiento de la naturaleza humana (filosofía natural), así como el de su progresivo perfeccionamiento, o sea, la ética. Como es un hábito abierto a todas las potencias mediante las cuales se manifiesta el acto de ser personal, potencias que son o bien inmateriales (inteligencia y voluntad) o bien corpóreas (vista, imaginación, memoria...), con unas y otras puede alcanzar todas las dimensiones humanas transitivas (lenguaje, trabajo, cultura...). Es el hábito del que depende la vinculación familiar, de amistad, educativa, social, porque permite nuestra coexistencia manifestativa con los demás, pues es la apertura natural superior que tenemos para conocernos a través de nuestras manifestaciones.

Por tanto, contando con esa apertura nativa manifestativa, la enfermera puede ayudar al paciente a satisfacer sus necesidades físicas y psíquicas y, a través de ellas, sugerir, en la medida en que el paciente le abra su intimidad (o la enfermera advierta algo de ella por don divino), las espirituales o íntimas, las cuales están abiertas a la trascendencia divina. Ocupándose del cuidado de la dimensión espiritual del paciente, la enfermera puede cimentar, respetando la personal libertad del paciente, una atención referida a la intimidad personal, ayuda que, sumada a las precedentes, equivale a ofrecer una atención holística que favorecerá íntegramente al paciente. Y como el cuerpo y la psique humana dependen de la intimidad personal como de su centro y raíz, en consecuencia, la enfermera puede ayudar en la medida de lo posible al paciente (pues la desarmonía entre el cuerpo y el alma es constitutiva en la presente situación) a recuperar la salud en ambas dimensiones, porque puede ayudar a promover el crecimiento libre personal de cara a Dios o, en su caso, a enfrentar su paso a la otra vida con paz.

Téngase también en cuenta que sobre el hábito de la sindéresis recaen los afectos positivos (ej. empatía) o negativos (ej. antipatía) derivados de la apertura cognoscitiva a las demás personas que tal hábito favorece (Sellés, 2010a). La maduración de dicho hábito conforma en nosotros el 'yo' o la 'personalidad'. En atención a un modo u otro de maduración de la personalidad los psicólogos hablan de diversos 'tipos' humanos. La más básica distinción es la que media entre varón y mujer; pero a esa se suman otras, que conforman lo que de ordinario se suele llamar 'eneagrama'. Lo que precede indica que al profesional de la enfermería le será más fácil sintonizar (empatizar) con un enfermo de personalidad afín a la suya, y que le costará más llevarlo a cabo con un enfermo con un tipo de personalidad distante a la suya. Con todo, como por encima de cada 'personalidad' está la persona que uno es, esta puede 'destipologizar' su propia personalidad al abrirse matizadamente a personalidades diversas, al servirlas libre, con sentido personal y con

aceptación amorosa. Lo puede hacer precisamente por la adquisición de virtudes, las cuales despatologizan para bien el marco estrecho de cada tipología natural. Esto no indica que el profesional de la enfermería pierda su propia personalidad, sino que la enriquece, la amplía, desde su 'acto de ser' personal, y ello por aprecio a cada una de las personas enfermas; con ese crecimiento se hace más a todas, sintoniza con ellas.

Como hemos visto, Leonardo Polo sostiene que 'persona humana' e 'hijo
de Dios' son equivalentes. En efecto, "el hijo es persona en tanto que es
creado por el Origen" (Polo, 2015). Ser hijo es la clave de la persona humana.
Recuérdese que la 'persona' (acto de ser) es distinta realmente de la 'esencia'
del hombre (y superior, a su vez, a la 'naturaleza' orgánica humana). Por
tanto, equivale a la intimidad, corazón o espíritu, donde radican los 'trascendentales personales'. El inferior es la *coexistencia libre*, que se abre a Dios.
La libertad personal tiene dos dimensiones filiales: la libertad *nativa* y la libertad de *destinación*. La primera mira a Dios como Origen; la segunda,
como Destinatario. El segundo radical o trascendental personal es el *conocer
personal*, el cual es superior al precedente, y cuenta asimismo con dos dimensiones filiales: la *búsqueda cognoscitiva* del Origen personal y la del
Destinatario personal. Finalmente, el tercero y superior es el *amar personal*,
que dispone también de dos dimensiones: la superior, que es el *aceptar* al
Origen y al Destinatario personal, y la inferior, que es el *dar* al Destinatario.
Pero el aceptar y el dar personales reclaman el *don*. Polo dice que la persona
humana entrega dones, obras, acciones, a través de su *esencia* inmaterial y
de su *naturaleza* corpórea, sencillamente porque no puede dar su ser, pues
en ese caso dejaría de ser. Para explicarlo recuerda el refrán castizo que
menta: 'obras son amores y no buenas razones'. Sostiene, también, que, en
la persona humana, al ser criatura, siempre el aceptar es primero y superior
al dar.

La filiación es 'nativa' (Polo & Llano, 1997), 'originaria' (Polo, 2003), pues
"el carácter de hijo alude directamente al origen" y, por tanto, la filiación es
'constitutiva' (Polo, 2003). De esto se puede deducir que, al ocuparse de la
dimensión espiritual del paciente –si este abre su intimidad–, la enfermera
cuida de esta relación filial, fundamentando así en su raíz el Proceso de Enfermería. La persona humana 'es' exclusivamente el acto de ser humano, no
las potencias que 'tiene', ni tampoco su cuerpo (el cual obviamente también
es potencial). En caso contrario, una persona que careciese de alguna potencia (ej. la vista) sería menos persona que otra, lo cual es un sinsentido. También sería menos persona aquella que tuviese menos desarrollada alguna potencia (ej. la inteligencia), lo cual es un sinsentido parejo al anterior. Además,

ninguna persona humana sería persona tras la muerte, porque es obvio que con ella todos perdemos el cuerpo.

De modo que persona no es el 'todo' humano, sino lo más activo y lo que permite activar lo demás. Y es ese acto de ser personal creado el que cuenta con una misión irrepetible para llevar a cabo, la cual tiene que hacerse cargo de su existir, de todas sus potencias. La misión incide directamente en la coexistencia libre, en el conocer y amar personales. Llevar esa misión a cabo se traduce en delinear y realizar en su vivir un proyecto personal que está relacionado con esos trascendentales íntimos, en aras de encontrar su Destinatario para conseguir la felicidad personal. Al Destinatario no se puede describir solamente como Bien último, como llevaba a cabo la filosofía clásica, porque el bien no es necesariamente persona. Tiene que ser 'personal' y, por tanto, libremente coexistente, cognoscente y amante, pues la felicidad personal humana es libre, con luz personal y amante.

La persona, si se sabe y acepta como hijo, expande su intimidad, su libertad. Cuando se da cuenta de esta verdad, la más profunda del ser personal humano, ser hijo de Dios, ve su vida susceptible de ser creciente irrestrictamente, pues respecto de Dios siempre se puede llegar más lejos. Pero es un crecimiento libre, cognoscente y amante. Ve que Dios ha pensado en un encargo para que uno lo cumpla por amor, libremente, en su tiempo de existencia, conociendo, amando de cara a la eternidad, de cara a él (la eternidad es Dios). La persona humana podrá alcanzar un sentido suficiente de su vida, sentido que siempre puede incrementar; será capaz de delinear y dirigir libremente en búsqueda del Destinatario, al cual reconoce que le debe todo, consiguiendo ser feliz a pesar de las dificultades (Polo, 2006).

Si en el hombre 'hijo es nombre personal', Dios es su 'Padre', al cual puede confiarle toda la vida, desahogarse con él recibiendo su consuelo, sentirse seguro en quien puede contar para todo, apoyarse y ser reconocido como la persona novedosa e irrepetible que es y está llamada a ser, por quien es amado. Si libremente acepta esa vinculación filial, sentirá desde el fondo de su intimidad el calor, la fuerza interior para cumplir su misión en la vida. Así podrá construir la civilización del amor en una realidad interpelada por el mal, experimentando la vida como un encargo divino.

Estas verdades trascendentales se pueden descubrir, como manifiesta Polo, de modo natural, es decir, sin contar con el depósito de la fe sobrenatural, o sea, sin recurrir a la revelación sobrenatural plasmada tanto en la Sagrada Escritura como en la llamada tradición. Son verdades filosóficas, no de teología sobrenatural, la cual es un añadido insospechado respecto de estas verdades, a las que solo se puede abrir el que reciba en su conocer personal el don sobrenatural de la fe. De manera que todas las personas, y, por tanto, todos los pacientes y enfermeras, están abiertos naturalmente a ellas. No contar con ellas en el ámbito del cuidado de la enfermedad equivale a pactar con una visión reductiva del ser humano. En consecuencia, así como carece de sentido intentar imponer una fe sobrenatural a quien carece de ella, es también absurdo inhibir la apertura *natural* a Dios por parte del paciente y de la enfermera; a este error que relega el acceso a Dios en exclusiva al ámbito de la fe sobrenatural se le ha llamado tradicionalmente *fideísmo* (que es uno de los errores que, por cierto, más ha combatido la Iglesia católica, porque falsea tanto la condición natural del hombre, ya que lo considera naturalmente no abierto a Dios, como la sobrenatural, porque tal fe fiducial ayuna de luz cognoscitiva es falsa, según, por ejemplo, Juan Pablo II (*Fides et ratio*, nn 52, 55, 1998) y Benedicto XVI (Mensaje para la Cuaresma, 2013).

2.2. Modelo de relación interpersonal entre la enfermera y la persona /familia cuidada (Saracíbar, 2009)

Este trabajo se encuadra en el paradigma conceptual de Enfermería de la Universidad de Navarra "Modelo de relación interpersonal entre la enfermera y la persona/familia cuidada", desarrollado por Saracíbar (2009). (Ver figura 2). A continuación, daremos a conocer algunos de sus aspectos más interesantes, para esta investigación.

La autora señala que el modelo incorpora, entre sus bases conceptuales y teóricas, la definición e interrelación de los cuatro conceptos del metaparadigma de enfermería: persona, enfermería, salud y entorno. Cabe destacar que conceptualiza la enfermería como una relación interpersonal que se establece entre la enfermera y la persona/familia cuidada y constituye la esencia de la enfermería, su ontología.

En el modelo la persona es considerada como un "quien", un "ser" en relación con alma y cuerpo. Un ser singular, indistinto en sí y distinto a los demás; caracterizado por un conjunto unitario de dimensiones. Su vida está proyectada hacia el futuro y en orden a él busca su *crecimiento*. Vive en perenne tensión de potencialidad y actualidad, de autosuperación y autotrascendencia. Se realiza en novedad, en un continuo devenir. La persona es *coexistencia*, un ser abierto *personalmente*. Junto al concepto de persona, Saracíbar (2009) concibe la familia como una unidad de relaciones interpersonales que se realiza plenamente en una particular comunión personal entre sus miembros, que son concebidos como un "nosotros", una armonía, una unidad entre los diversos lazos familiares que se dan.

Figura 2. *Modelo de relación interpersonal entre la enfermera y la persona/familia cuidada*

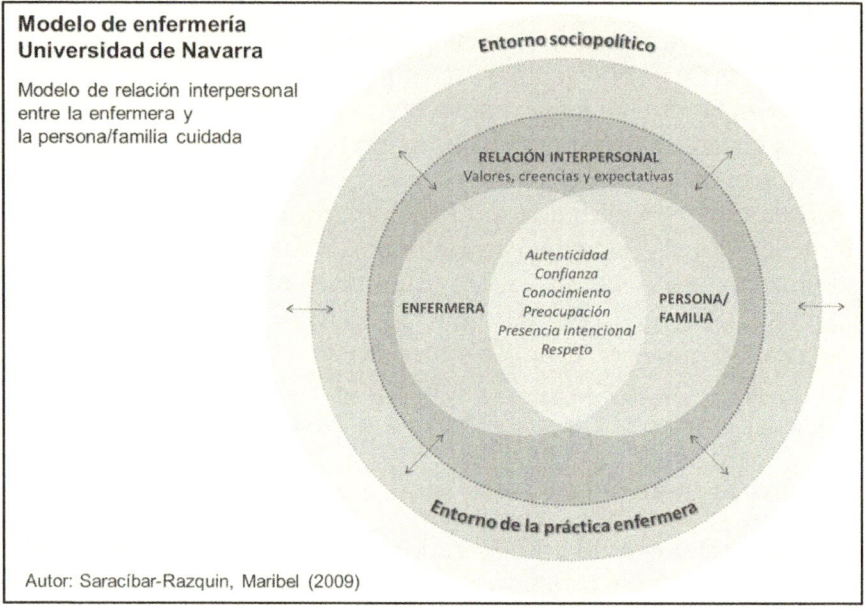

Nota. Esta figura representa, en su núcleo, la interacción entre las enfermeras y los pacientes/familias. Entre ellos se establece una comunicación que se mueve en los dos sentidos y cuyo núcleo lo constituyen los valores, creencias y expectativas que ambos tienen acerca de su relación interpersonal. A su vez, la imagen representa que ésta tiene lugar dentro de un entorno donde se desarrolla la práctica enfermera y que, a su vez, está influido por el entorno sociopolítico sobre el cual, también la enfermería puede influir (Saracíbar, 2009).

En este modelo (Saracíbar, 2009) la salud se entiende como una experiencia humana que se integra en la vida de la persona. Así, la salud es un valor y una experiencia vivida según la perspectiva de cada persona y, además, se refiere a su bienestar y a la realización de su potencial. Aquí la enfermedad forma parte de la experiencia de salud y va más allá, ya que se constituye en un aspecto significativo de cambio en la persona. Saracíbar resalta la importancia de que la enfermera se centre en la experiencia de salud de las personas/familias, en entender lo que esta vivencia significa en sus vidas. Explica que, desde esta comprensión, su foco está en favorecer que las personas puedan hacer reales las posibilidades que provienen de su interior y dar un sentido a sus experiencias de salud y a su vida. Así, dice, ser enfermera, desde esta conceptualización, supone ayudar y desarrollar la potencialidad de las personas/familias y procurar su bienestar; enfatizando el proceso interpersonal que se establece entre la enfermera y la persona/familia cuidada.

Desde ahí, la enfermera orienta su cuidado hacia lo que se realiza "con" la persona o "en" nombre de ella. Consiste en un cuidado adaptado a la experiencia de salud particular. De este modo, se puede afirmar que es específico para esa persona/familia, individual y contextual. Saracíbar considera que el cuidado es una tesitura de extraordinaria densidad antropológica y moral, en el que deben prevalecer la atención, el respeto y la ayuda. Es una actitud de consideración, de conocimiento y amor.

Saracíbar (2009) concibe el 'entorno' como todo lo que "rodea" la práctica profesional de enfermería y que trasciende lo meramente físico. Como una realidad dinámica y abierta, en continua interacción con círculos más amplios. Considera que el entorno de la práctica profesional de enfermería incorpora el ideario y la cultura de la organización, su estructura de gobierno, organización, objetivos de resultado y el modelo de cuidado o de práctica profesional de enfermería. Asume siempre un modelo conceptual centrado en la relación entre la enfermera y el paciente/familia, de un modo más o menos explícito e integra a la persona de la enfermera.

La autora expone que el entorno debe permitir y contemplar que la enfermera pueda desarrollar un trabajo que le posibilite estar con la persona/familia cuidada y cuidarla de acuerdo con su ideal. Afirma que esta relación es dinámica, y se desarrolla y transforma en una base de confianza. También, dice que es necesario que las enfermeras promuevan con su liderazgo un entorno de la práctica profesional que sea un auténtico *ethos* de cuidado, un verdadero espacio de sanación y curación, que permita dar prioridad a las personas antes que a otros aspectos, repercutiendo tanto en el desarrollo de las personas/familias como de ellas mismas.

Como se ha indicado al inicio de este apartado, en este modelo se conceptualiza la enfermería como una relación interpersonal. Además, en él se sostiene que los valores, creencias y expectativas inherentes a esta relación son la autenticidad y presencia intencional de la enfermera, el conocimiento del paciente, la confianza y el respeto (ver Figura 2). También, cabe señalar que Saracíbar (2009, p. 165) afirma que en el marco de estos valores el proceso de cuidar es fundamentalmente un diálogo vital que no se basa en las palabras sino en las presencias. En él, la presencia intencional de la enfermera es esencial. Dice que esta presencia constituye el punto de partida para conocer y comprender lo que representa para el ser humano la relación personal. Este diálogo, delimitado por la vulnerabilidad que a la par determina el desarrollo y los temas tratados, gravita en la interioridad de la persona. Es un diálogo sumamente creativo porque la diferencia entre el "yo" y el "tu" está garantizada *a priori*. Desde aquí, la enfermera tiene que "imaginar" modos válidos de ayudar a otros. Y hacerlo de acuerdo con sus circunstancias. Se trata de una "actitud de cuidado" que depende de la sensibilidad ante el sufrimiento o la necesidad de otro ser humano (Saracíbar, 2009, p. 166).

La Dra. Saracíbar enfatiza que el gran sentido de la enfermería está en la persona humana, lo que se refleja en una presencia auténtica de la profesional. La enfermera desarrolla un proceso de compromiso mutuo, de uno con otro, que se puede describir como interacción, mutualidad y encuentro, y se manifiesta en dar, recibir y ser humilde, descubriendo y admirando a la persona que se cuida. Se trata de una atención que consiste en contemplar, despertar la admiración por el otro. La ayuda, el bien que se quiere ofrecer, estará marcado por sus propias perspectivas y valores. Así, el proceso de cuidar debe ser circunstancial, esto es, adaptado a la situación que enfrenta el sujeto vulnerable, que se transforma en prójimo. Al cuidar de *alguien*, utiliza todo su ser en un ambiente de respeto que permite el desarrollo de ella misma y de la persona/familia. Es "estar-con", velar para que el otro sea desde su singularidad. Así, se consigue una presencia comprensiva que requiere un proceso de reflexión y un compromiso por parte de la enfermera. Esto supone un trato caracterizado por la apertura de la intimidad, la confianza mutua y la autenticidad. De este modo, explica, esta relación puede trascender a través de su actividad. Todo esto requiere de un compromiso moral de la enfermera.

El dinamismo de la relación puede desarrollarse en un ambiente que permita al paciente abrir su intimidad a la enfermera. Y es de vital importancia el modo en que la enfermera traspasa e interviene en esos espacios de privacidad. La manifestación de acontecimientos personales por parte del paciente (su experiencia y significado) resulta vital, y de ello depende que las personas/familias se sientan cuidadas y respetadas y, por ende, vayan desarrollando confianza. La enfermera en el transcurso de la relación, dedicando tiempo e intención, debe fomentar y aceptar la expresión de los sentimientos, y, de ese modo, irá conociendo personalmente al paciente/familia. Afirma la autora que esto produce satisfacción tanto en la enfermera como en la persona/familia cuidada, que se sentirán bien atendidos.

Saracíbar (2009) dice que esto es importante y que la relación debe basarse en la confianza, en el cumplimiento de las expectativas con respecto al cuidado. Como ya se dicho anteriormente, se trata de un cuidado acorde a su situación personal y que manifiesta la preocupación de la enfermera por su bienestar. Asimismo, la persona/familia necesita tener la experiencia de que cuando solicitan la asistencia de la enfermera, esta les atiende competentemente en lo que necesitan. Esto, explica Saracíbar, además de confianza, les da seguridad. Subraya, también, que este tipo de relación junto con la sonrisa de la enfermera les produce paz y esperanza.

Relacionarse de este modo con la persona/familia requiere de una visión de la persona holística que conlleva un cuidado integral, comprensivo y abierto. En este contexto de preocupación, apertura, entrega y atención, señala Saracíbar, no se puede obviar el riesgo inherente para la enfermera: le crea obligaciones personales que debe saber gestionar. Saber proceder, con competencia en esa situación, requiere de una auténtica formación humanística, el auxilio de la fortaleza y demás virtudes necesarias que le permitan llevar esa carga y ayudar a los otros y, a su vez, sostener y dar sentido a su propia vida. Se puede afirmar que las exigencias están muy relacionadas con su preparación, pero también con su propio autoconocimiento, su madurez y experiencia personal y profesional.

De lo dicho se desprende la importancia del conocimiento personal de la persona/familia; en el modelo se considera un elemento esencial. Se ha evidenciado que cuando las enfermeras conocen a la persona/familia y estos se sienten conocidos, la satisfacción de ambos aumenta sustancialmente. En este sentido, en el modelo se afirma que ser enfermera supone ayudar a favorecer y a desarrollar la potencialidad humana, y procurar el bienestar de las personas; y que, desde esta visión, resulta esencial el conocimiento personal de la persona/familia por parte de la enfermera. También, se explica que este hecho es complejo y se produce en el contexto de la relación, y en un entorno que es de naturaleza temporal. La profesora Saracíbar concibe su propuesta como una progresión dinámica, cambiante y evolutiva, que necesita de valores, de saber específico, e invita a la enfermera, ante todo, a asumir las responsabilidades que proceden del centro de su disciplina. A este respecto, es necesario señalar la importancia de que la enfermera utilice todo su conocimiento y arte para crear un entorno que favorezca la conexión y el surgimiento de la experiencia de salud. La sintonía con la realidad de cada persona posibilita que la enfermera pueda ayudar facilitando las elecciones del paciente, promoviendo su crecimiento y ayudándole a descubrir el significado que tiene en su vida la experiencia de salud que está viviendo. Para la profesional este esfuerzo supone dedicación y tiempo, junto con un acompañamiento a la persona acorde a su ritmo y trayectoria, y conforme a como lo espera.

Esto nos parece significativo ya que, desde ese conocimiento, la enfermera está en condiciones de realizar un juicio clínico sólido basado en el conocimiento de la persona cuidada y en el compromiso con ella y sus preocupaciones. Se puede afirmar que, cuando esto sucede, las intervenciones de la enfermera marcan una diferencia en la vida de las personas, algo cambia para bien. Además, el conocimiento que la enfermera tiene de la persona es fundamental en el papel que juega como defensora del paciente, lo cual facilita y coordina las interacciones y las decisiones interprofesionales de la atención de salud.

Como se ha dicho, el modelo de relación de Saracíbar, junto con el conocimiento de la persona/familia cuidada, acentúa el concepto de 'respeto', expresando que la consideración y deferencia son actitudes determinantes para que exista una buena relación. Considera que es una dimensión esencial. Los vínculos serán los adecuados si se da una verdadera atención a lo que la persona es y la enfermera se abre con gran delicadeza a su realidad. Una auténtica deferencia debe presidir el trato en el contexto del cuidado. Esta observancia significa tomar en consideración las necesidades concretas de cada persona/familia y mantener una relación de cercanía y confianza que facilite el proceso de sanación/curación.

Corresponde entonces contemplar a cada persona en su individualidad y situación. Y hay que entender esto como venerar la dignidad humana que, como consecuencia, lleva a la enfermera al cumplimiento ineludible de su deber profesional. El respeto se manifiesta en una disposición de fondo, en un modo de tratar y en una valoración que tiene como características comunes la atención, el reconocimiento y la ayuda. Debe ponerse especial atención y cuidado en esta relación, porque es la manifestación del auténtico interés por el "otro", al que se busca verle tal cual es, en su propia naturaleza. Exige su fundamental reconocimiento como persona, a la que hay que tratar con delicadeza, pudor y respeto.

El ideal a alcanzar está estrechamente relacionado con el conocimiento personal de la persona/familia cuidada; un conocimiento que como ya se ha dicho, reiteradamente, permite cuidarle desde su modo de ser y atendiendo a sus necesidades concretas. Así, este cuidado se convierte en un bien a custodiar. Saracíbar (2009) apela al hecho de que se requiere un re-conocimiento del valor del sujeto concreto. Se refiere al respeto como una actitud, un modo de tratar a alguien y un tipo de valoración. Pero, principalmente, es una manera particular de aprehender algo, que debe estar en la base del cuidado, la conducta y la valoración. Subraya que el respeto reclama, suscita, obliga al profesional de enfermería a volver la mirada, ponderar, manifestar especial consideración con su actitud y vigilar el modo en que se manifiesta la relación que establece con las personas/familias. Cuando la profesional muestra un interés por ayudarles y hacerles el bien, revela el aprecio y el valor que tiene por sus vidas. Pero, aclara, esto no es suficiente; las enfermeras deben comprometerse con ellas.

3. PROYECTO DE CUIDADO ESPIRITUAL DE LA ENFERMERA

Esta propuesta de Cuidado Espiritual intenta insertarse en la práctica del Proceso de Enfermería actual, basándose en el Modelo conceptual de relación interpersonal entre la enfermera y persona/familia cuidada, de la Dra. Saracíbar (2009) y en el aporte científico de la Antropología trascen*dental* de Polo (2015), desde donde se puede comprender mejor la dimensión de la espiritualidad, concepto tan marginado a la hora de hacer un estudio de la persona humana.

Entendiendo que los modelos y teorías de la enfermería describen, establecen y examinan los fenómenos que conforman la práctica de la enfermería general, se asume que para poder determinar que existe una teoría, esta debe contener los elementos del metaparadigma de enfermería. Entre los modelos teóricos de la enfermería están los de Relaciones Interpersonales, de Necesidades Humanas, de Sistemas, de Adaptación, y Evolucionistas, que se focalizan en teorías de desarrollo. En este estudio, se ha elegido el modelo conceptual de enfermería de la Dra. M.ª Isabel Saracíbar por ser el que mejor se adapta al contexto de esta investigación. Puede iluminar el cuidado de enfermería en los diversos ámbitos de la práctica de enfermería y en las diferentes circunstancias de salud de las personas/familias, tiene una mirada holística de la persona y la familia, persigue el desarrollo personal/familiar ayudando a encontrar significado a la experiencia de salud y promueve su bienestar, impulsa un entorno saludable de la práctica profesional de la enfermería, da a conocer la resolución de problemas y suscita la colaboración interdisciplinar en la atención de salud.

Este proyecto de cuidado espiritual gira en torno a una atención basada en el vínculo, ya que la enfermera es un espejo para el paciente: su modo de estar, su presencia intencional, su manera de presentarse; todo esto se encuentra condicionado y modulado por el enfoque del modelo. A través de la relación, el paciente puede encontrar respuestas propias y cubrir sus necesidades espirituales. En este sentido, la relación que define el modelo de Saracíbar va en paralelo con las demandas espirituales que se han deducido de la *Antropología trascendental* de Polo: la necesidad de coexistencia libre, de conocer y de amar, relación a un nivel más profundo que el corporal y el psíquico.

Al desarrollar su cuidado, las enfermeras se centran en las necesidades de los pacientes y así les ayudan a satisfacer aquellas que no pueden conseguir intentándolo por sí mismos. En esta investigación se ha elegido acceder a los diagnósticos de la NANDA clasificados según las necesidades de Virginia Henderson y hacer un estudio relacionado con la dimensión de la espiritualidad; es decir, del acto de ser de la persona humana, sugiriendo un aporte en las necesidades del espíritu. Se estima que este fundamento científico puede facilitar a la enfermera su crecimiento propio en su ayuda al paciente, a hacerse cargo de su ser personal, de su proyecto de vida, del sentido de la vida, de la enfermedad, del dolor; necesidades espirituales deducidas del estudio de ciertas materias de la *Antropología trascendental* de Polo (2015).

Se espera que el profesional de enfermería podrá ayudar al paciente en orden a favorecer una vida personal plena, humana, con incremento en su humanidad, que le permita una existencia con sentido real y objetivo del logro de la felicidad terrena y eterna, que pueda valorar si la persona conoce la filiación en el sentido estudiado en Polo; que alcance, por tanto, su núcleo personal o espíritu abierto a la trascendencia divina. De este modo la enfermera le ayudará en la satisfacción de las necesidades espirituales con virtud, para ser capaz de usar su libertad al servicio del amor, de crecer en su intimidad personal humana cara a Dios; que pueda, en fin, coexistir consigo mismo, y manifestar su coexistencia con el personal que lo atiende, con el resto de los pacientes, con los integrantes de su familia, a la par que, conociendo con suficiencia al personal de salud, el lugar en el que se encuentra, los demás pacientes.

La enfermedad es un tiempo en el que la persona cuidada podrá comprender mejor su sentido personal novedoso e irrepetible; aceptando los cuidados, obedeciendo las indicaciones médicas y de la enfermera, ofreciendo a Dios sus molestias por el bien de los demás, correspondiendo a su libertad personal guiando su voluntad según su bien, permitiendo ser conocida, amada y que su libertad personal no carezca de fin. Es una ocasión propicia para ocuparse y redireccionar su proyecto personal, crecer en el amor, en el conocimiento de sí mismo, en el desarrollo de las virtudes. Todo lo que podrá darle sustento favorecerá la dimensión espiritual, física, psíquica y social del paciente, lo fortalecerá para su recuperación o para el bien del final de su vida.

3.1. Cuidado de Enfermería: Servicio alegre en el dolor

San Juan Pablo II escribió: "El sufrimiento está presente en el mundo para provocar amor, para hacer nacer obras de amor al prójimo, para transformar toda la civilización humana en la civilización del amor" (1984, p. 30). Cuando la enfermera va a prestar al paciente cualquier atención, importa que tenga presente que hará a la vez una visita de misericordia, abierta a recibir las miserias, entendidas como carencias de esa persona; se acercará a ella con respeto, con predisposición de ayudarle en el dolor, en el tiempo de enfermedad. Puede significar abrirles una puerta de consuelo al paciente y a su familia. A través de su trato amable le ofrecerá esperanza, respondiendo a sus necesidades con compasión; con una mirada de acogida, que experimenta desde su corazón ante la necesidad del paciente que la impulsa a socorrerle y a hacerse cargo de sus debilidades y dificultades. Así la persona es tratada con afecto y ternura.

Compasión significa no permanecer indiferente ante el dolor y sufrimiento ajeno; es dejarse conmover por la necesidad, ojalá como la madre ante el hijo recién nacido. "La compasión es la atracción inevitable de la fragilidad, la debilidad y el sufrimiento ajeno, que hace a la persona partícipe de la necesidad de compadecer. Es una vulnerabilidad que impulsa a arriesgar y hasta perder, por el otro, los propios intereses. Es un movimiento de participación en la experiencia del necesitado, con el cual se establece una estrecha solidaridad y una obligación consiguiente de asistencia" (Bermejo, 2021, p. 139).

Lo que se intenta sostener es que a la enfermera le debe caracterizar la delicadeza, el respeto, la cercanía, la comprensión, el intuir, confortar al paciente con paciencia, el dedicar tiempo para acompañar a quien necesita consuelo, el tener disponibilidad para aliviar el dolor de la persona que cuida. Bermejo (2021, p. 140) dice que "Compasión y misericordia están estrechamente relacionados como conceptos. La misericordia es esa actitud bondadosa de compasión hacia el otro, especialmente el otro sufriente por cualquier causa; la misericordia es un movimiento interno que parte del sentimiento de pena o indignación por los que sufren, que impulsa a ayudarles o aliviarles; en determinadas ocasiones, es la virtud que impulsa a ser benévolo en el juicio". Ese sentido se descubre con mayor facilidad cuando en esta tierra se levanta la mirada y se contempla la vida y el trabajo con la luz de Dios, que ve y ayuda desde lo alto. Escribe san Josemaría Escrivá en el libro *Camino*: "La gente tiene una visión plana, pegada a la tierra, de dos dimensiones. Cuando vivas vida sobrenatural obtendrás de Dios la tercera dimensión: la altura, y, con ella, el relieve, el peso y el volumen" (nº 279).

Con sus actividades de asistencia y educación, la enfermera procurará la promoción de la persona humana a través de un trabajo volcado hacia el bien común, a partir de la valoración de cada paciente considerado como hijo de un Padre amoroso. Ella está llamada a consolar a través de la compañía, la conversación y el silencio respetuoso y constructivo cuando el paciente lo necesite. Con sus cuidados, presencia y servicios, podrá distraerlo del dolor o de la soledad, escuchar sus preocupaciones, transmitirle cariño y fortaleza para que reaccione con dignidad ante sus circunstancias. También está en condiciones de recordarle que la persona ha sido creada para vivir, que es crecer, desarrollar la vida física, moral e intelectual, la del corazón; conservar y desarrollar el cuerpo, educar el corazón, instruir la inteligencia, fortalecer la voluntad; es amar, luchando en la consecución de la unidad de vida. Y aunque su cuerpo pase por el decrecimiento e incluso el deterioro, las dimensiones psíquica y personal del paciente pueden crecer irrestrictamente. La psíquica se desarrolla con hábitos y virtudes en correlación con las demás personas creadas. La íntima o personal, con la elevación divina, con el trato con Dios.

La vida se hace, construye y organiza a través del adquirir y crecer, en medio de la inevitable decadencia que la ley de la muerte impone a la naturaleza, renovando el espíritu día a día (Benedicto 2009). El trabajo de la enfermera es un aporte valioso para un mundo mejor, al despertar las fuerzas espirituales de cada paciente, entrando con prudencia en la vida de ese otro ser humano con una actitud no invasora, mediando el desarrollo libre de su espiritualidad. La enfermera intentará ayudar a que cada uno pueda ser un fermento eficaz con su estilo de vida en la gran oportunidad de manifestar su esencia fraterna siempre con delicadeza, porque si "somos algo muy bueno, cualquier persona que se nos acerque debe poder encontrar en nosotros a alguien que le ayuda a redescubrir el camino de su belleza. De su bondad" (Rosini 2018).

3.2. El "cómo" del cuidado espiritual que otorga la enfermera

"Cuidar a otro no es sustituirle: es ayudarle. No consiste en someterle a pautas de conducta extrañas a él, sino en contribuir a la realización de su proyecto personal" (Llano 1988). En orden a esto cabe considerar estos siete puntos:

1. *Para poder entregar cuidado espiritual es importante que la enfermera sea muy consciente de que su paciente es una persona distinta, un ser humano único.* No sólo un ser con capacidad de razonar, es decir, con inteligencia y conciencia de sí mismo, sino un quién con un sentido personal superior a su inteligencia; también a su voluntad y, por supuesto, a todas las potencias con soporte orgánico. Partiendo de esa premisa, puede indagar si tiene comprensión de su dimensión espiritual, si se reconoce cómo hijo de Dios, creado por Dios; con un mundo interior propio desde el que formula juicios sobre la realidad y donde residen sus sentimientos de culpa, paz o remordimiento.

2. *Asomarse al núcleo personal del paciente es el desafío de la enfermera.* En él están las vivencias personales, los conocimientos reservados de su propia vida; y allí siente la responsabilidad de sus acciones, sus potencialidades. Es un registro intransferible de su vida y pensamientos, que se manifiesta en su comportamiento social, en la paz que puede conseguir y en la fuerza para sobreponerse a su enfermedad.

3. *No es fácil conocer la dimensión espiritual de la persona y la enfermera debe saberlo.* Solo se llega a él en la medida en que el paciente manifiesta en cierto modo su intimidad. El sentido personal de cada quién está en manos de Dios. Pero Dios lo va revelando paulatinamente. Ahora bien, ni siquiera el mismo paciente tiene un juicio exacto sobre quién es o qué sabe acerca de sí mismo. Sus gestos muchas veces esconden su estado de ánimo; su sonrisa puede disimular la pena. Por eso importa mucho valorar ese ámbito propio del enfermo, estudiar la manera más adecuada de acceder a él y las circunstancias que le ayudan a conocerse, a crecer en su vida espiritual y así trascender. La actitud comprensiva y consoladora de la enfermera le llevará al paciente a reflexionar sobre su vida, a recordar los buenos momentos, a valorar el presente y pensar en un futuro mejor. La relación que se establece con el cuidado espiritual debe ser muy prudente, con empatía; requiere ponerse en el lugar del paciente, tratar de conocer el sentido de su vida y si tiene algún compromiso religioso. Son temas de conversación importantes, pero para cuidar bien esa interioridad es aconsejable preocuparse primero de la propia, que se proyecta en el ambiente de trabajo y favorece una disposición de servicio.

4. *El período de enfermedad puede ser la ocasión para el reencuentro con el núcleo personal.* La enfermera debe buscar que el paciente explore su propia espiritualidad y contribuir a que con su inteligencia emocional pueda comprenderla, descubrir su potencialidad y sus funciones, si hay un ser superior que lo guíe hacia un objetivo de vida para ser feliz.

El autoconocimiento le permite saber quién es y qué se espera de él; conocer el estado de su corporeidad, su personalidad, su capacidad de crítica, análisis y observación. Pero por encima de eso, su ámbito interior es el origen y rector de sus acciones. Al conocerlo percibirá su profundidad y encontrará respuestas que lo estimularán a aceptarse como persona única e irrepetible. A través de la reflexión, podrá aumentar la conciencia en sí mismo, entender que su intimidad es realmente distinta, por superior, de su realidad física y psíquica, y así buscar algo más profundo en su interior. Cabe definir la espiritualidad como encontrarse con uno mismo, tener una conciencia personalizada, vivir la vida como protagonista de las acciones voluntarias. Reparar en lo que ya vivió y reflexionar sobre lo que está viviendo le permite unir esa experiencia a su biografía y mejorar su vida.

Con ayuda de la enfermera, el paciente puede llegar a un encuentro personal que se transformará en el eje de su existencia. El conocimiento de sí mismo, de quién es, qué significa ser persona, no solo le permitirá aceptarse; además favorecerá las relaciones sociales, su creatividad y confianza; podrá interactuar mejor con otros y enfrentar con éxito situaciones adversas. Su interior se iluminará para comprender la realidad, relacionar diversas materias y obtener conclusiones.

La enfermedad permite al paciente replegarse hacia su interior prescindiendo de asuntos externos más periféricos. Puede así transformarse en un tiempo para pensar, recuperar la ilusión y confianza en sí mismo, superar dificultades para alcanzar las metas que haya visto con claridad y ser consecuente con elecciones fundamentales de su vida, o aceptar la enfermedad de cara a ganar en sentido personal en orden a Dios. La enfermera está en condiciones de recordar al paciente que renunciar a algo que determinó hacer es renunciar a una parte de sí mismo; alentarlo a seguir adelante, a evitar la dispersión de objetivos y definir tanto su personalidad como ayudarle a buscar su sentido personal; contribuir a que evalúe si su pensamiento, palabra y acción coinciden con su vida, si es consecuente con sus compromisos basados en valores positivos; si vive en forma responsable y auténtica.

El arte, las manualidades y la música serenan el espíritu y tienen repercusiones beneficiosas, profundas. La enfermera puede preparar ese tipo de actividades que dan sentido a la existencia, facilitan que la enfermedad se transforme en un tiempo para detenerse y comprobar que se avanza en el camino correcto. También ayuda la lectura. No solo permite adquirir nuevos conocimientos, sino que además lleva a reflexionar, sacar conclusiones personales y abrirse a ideas que nacen en momentos de meditación solitaria. Cabe pues motivar al paciente a seleccionar lo que quiere leer: algo que le ayude, reconforte y pueda transformar en pensamiento propio.

Con la ayuda del profesional de enfermería, el paciente quizá quiera escribir y, si se anima, podrá dar ideas y relacionarlas, buscar en su corazón, aclarar conceptos, recordar experiencias, tomar decisiones y analizar posibles consecuencias; reflexionar sobre el sentido de su vida y la condición del hombre. Una reflexión escrita aclara, consigue soluciones, ordena el pensamiento.

Cada circunstancia de la vida depende del sentido que la persona le da. Asistido por la enfermera, el paciente puede adquirir una conciencia reflexiva de su propia espiritualidad, tener conciencia de los objetivos de la vida, desarrollar el conocimiento de quién es, cuáles son sus intereses verdaderos. En paz, mirando su propia vida y toda la realidad, está en condiciones de desarrollar su amor y su conocimiento y va alcanzando felicidad en su auto-trascendencia.

5. *Para conocer a la persona y ayudarla a entrar en su intimidad, es aconsejable partir de preguntas simples: ¿cuál es su flor preferida, su color favorito, su libro inolvidable?* Las respuestas aclaran cómo es el paciente; proporcionan una perspectiva de su realidad interior, facilitan dar un sentido, valores y dirección a su existencia. También podrá la profesional de enfermería aconsejarle anotar sus pensamientos y escuchar sugerencias; estas notas, si tiene el ánimo adecuado, facilitan el crecimiento interior. Los recuerdos de infancia y adolescencia llevan a descubrir lo bonito del pasado, a vivir y enriquecer el presente, y guiarlo hacia el futuro, manteniendo la fidelidad a sí mismo, a sus gustos y preferencias, dando unidad y orientación a la historia personal.

6. *El misterio del dolor es parte de la espiritualidad, pero si va adquiriendo sentido.* Como afirma Sellés (2015b), los "por qué" y, sobre todo, los "para qué" se los plantea el hombre principalmente ante situaciones adversas. Él hace esta consideración en el estudio que dedica al psiquiatra vienés Viktor Emil Frankl, conocido sobre todo por su publicación *El hombre en busca de sentido* (1946), relato autobiográfico del tiempo en que sobrevive en un campo de concentración. La traumática estancia le hace descubrir la finitud de la naturaleza corpórea humana sometida al dolor (*schmerz*) y a la muerte (*tod*), junto con permitirle advertir la grandeza del espíritu humano.

En su obra *Logoterapia y análisis existencial* (2018), Frankl específica que el sufrimiento tiene una relevancia especial porque nos permite conocernos. Gracias a su desventura podemos adentramos en la propia intimidad. Frente a la tesis de que el sufrimiento no es inteligible, porque implica pérdida de conocimiento, el psiquiatra vienés sostiene lo contrario en su obra *En el principio era el sentido*: "La más alta posibilidad de realización está en el sufrimiento, es decir, no a pesar del sufrimiento, sino en el sufrimiento, a través del sufrimiento" (Frankl, 2000, p. 111). Dejando claro que solo cuando no queda otro recurso que asumir el sufrimiento, al hacerlo, se le dota de sentido personal, y no meramente corpóreo o psíquico. Las categorías del *homo patiens* –defiende Frankl– ya no son el éxito y el fracaso, sino que el sufriente se mueve más bien entre la realización y la desesperación.

Sellés (2015b) sostiene que en la propuesta de Frankl se trata de superar el mal por elevación dotando de sentido a nivel superior, personal o íntimo, la carencia de sentido que provoca a nivel inferior, es decir, físico, y a nivel intermedio, o sea, psíquico. La actitud que se toma ante esos males muestra la dignidad de cada quién: la persona es tanto más digna cuanto más elevado sea el motivo por el que sufre (Sellés, 2016a).

Frankl (2000) recomienda aceptar el sufrimiento (*das leiden*), porque rebelarse contra él implica todavía más sufrimiento, ya que, además de sufrir, se padece sin sentido: "Cuando un hombre descubre que su destino es sufrir, ha de aceptar dicho sufrimiento, pues esa es su sola y única tarea" (Frankl, 2000, p. 79). Ese padecimiento es el mejor medio con que cuenta la persona para crecer, advirtiendo que esa maduración comporta remontar la postración: "Allí donde la situación es irreversible, allí se nos exige que cambiemos, es decir, que maduremos, que crezcamos, que nos trascendamos" (Frankl, 1998, p. 32).

En esta misma dirección, aunque superándola con creces, cabe reconocer en el cristianismo la actitud más revolucionaria en la historia ante el sufrimiento, porque Jesucristo, al soportarlo por un motivo trascendente, le cambia de signo y lo dota de sentido, de tal modo que pasa incluso a reportar mérito propio y corredención para el género humano (Sellés J. , 2016a). Siguiendo su ejemplo, "el hombre nacido de Dios, y no de la carne, va creciendo a través de las contradicciones, la lucha trabajosa o la enfermedad. Lejos de limitarse, de responder al mundo con una parte de su ser, envuelve a su totalidad personal. En el dolor aparece el hombre en su radical condición, como ser que vive para Dios y no para el mundo" (Arancibia, 2016, p. 10).

Volviendo a considerar el sufrimiento desde la perspectiva del cuidado del paciente, corresponde añadir que este padecimiento moral es interior; los demás lo conocen solo si se les quiere informar. En el núcleo personal ese dolor se integra a la propia vida. Con capacidad de comprender, acoger y escuchar, la enfermera acompaña al paciente, lo ayuda a reflexionar, enriquecer su interior y desarrollar virtudes; a tener conciencia de su dignidad, de su capacidad de conocer, de amar, de su ser único; a alcanzar la plenitud del propio ser, a respetarse y respetar a los demás.

La profesional de enfermería puede animar al paciente para que se enfrente consigo mismo tranquilo, relajado; que reflexione sobre su vida, perdone y busque ser perdonado; que se pregunte cuál es la mejor conducta para él y qué puede aprender del pasado. Además, sabe darle la confianza en que su espiritualidad lo puede guiar hacia obras buenas, a alcanzar su plenitud y actuar cada vez con más amor. Ese interés por los seres humanos ayuda al paciente a adquirir su mundo interior y a tener opiniones propias que benefician a los demás. Resulta muy positivo que comparta sus vivencias, se dé a conocer y comunique su realidad a través de sus palabras, verbalizando sus ideas y conceptos. Hablar es beneficioso para él, pues exterioriza lo que le ocurre por dentro, se desahoga y aclara a sí mismo, se siente comprendido, menos agobiado, porque va encontrando solución a sus problemas, consiguiendo paz y alegría en medio de su enfermedad.

La enfermera puede contribuir a que traduzca con las palabras más exactas los sentimientos e ideas que surgen de su interior; con mucho respeto y objetividad ella entra en el mundo interior de enfermo para ayudarlo en la relación con sus seres queridos, en sus planes y proyectos. Es necesario también que capte su estado de ánimo, lo que siente y piensa, sus penas y alegrías, para comprenderlo, aconsejarlo o consolarlo, asistiéndole en el cuidado de su espiritualidad.

7. *La mayoría de las enfermedades están muy vinculadas a la espiritualidad del paciente.* Para el enfermo suele ser difícil dar explicaciones que son de su ámbito personal. La enfermera, con mucha delicadeza, puede facilitar las respuestas del enfermo, apoyando su mundo interior para que crezcan su autoestima y el respeto por su persona. El paciente, estimulado a valorarse, a ser seguro, establecerá relaciones de igualdad con otros, que también son sujetos de derechos y deberes, y estará abierto a los demás.

4. ETAPAS DEL DESARROLLO DE ESTE PROYECTO DE CUIDADO ESPIRITUAL

Se proponen las siguientes etapas, que sistematizan el desarrollo de este 'Proyecto de Cuidado Espiritual': valoración, diagnóstico, evaluación.

4.1. Valoración de la dimensión espiritual de la persona cuidada

El cuidado de la espiritualidad de la persona enferma equivale a ayudarle a valorar y ocuparse del desarrollo de sus radicales o trascendentales personales en aras de conseguir un crecimiento de su ser personal.

La Valoración de Enfermería es la parte más importante en la realización de los Planes de Cuidado, ya que una buena ponderación inicial es clave para la detección de los Problemas de Salud del paciente, que, en parte, se traducen en Diagnósticos Enfermeros. Es un proceso basado en un plan para recoger y organizar toda la información. La valoración proporciona datos útiles en la formulación de juicios éticos referidos a los problemas que se van detectando. Se sugiere como preguntas de valoración "CCLAP", que corresponde a la denominación de las perfecciones del núcleo personal. Desde allí se han deducido las necesidades de la intimidad de la persona, según la

Antropología trascendental de Polo (2015): necesidad de coexistencia libre, de conocer personal y de amar personal.

Esta indagación está constituida por preguntas de fácil manejo, con el fin de conseguir respuestas en el reconocimiento de posibles carencias, ayudando a apreciar, a recoger información sobre la espiritualidad a través de la observación y entrevista personal. Son preguntas que también pueden hacerse al paciente en momentos en que se realiza alguna intervención de enfermería y/o a propósito de algún llamado. Este material quiere ser un aporte a la ocupación de la enfermera para el cuidado de las perfecciones del núcleo personal. La enfermera estará continuamente atenta a llegar a conocer el corazón de la persona que cuida.

Los trascendentales de Polo se convierten uno con otro. Hay jerarquía entre ellos, pues el superior amplía el inferior, pero no se da sin él. Si se pregunta por el amar personal, se abarca el conocer y la coexistencia. A su vez, el conocer personal prolonga la libertad personal porque le indica hacia dónde debe orientar la energía libre del espíritu. Así con cada uno en relación con los otros. Las preguntas de valoración CCLAP no solo las aborda de forma independiente, sino en la relación de unas con otras.

4.2. Preguntas de valoración CCLAP

Para intentar esclarecer el sentido de los trascendentales personales, se proponen las siguientes preguntas sencillas:

Coexistencia Libre

- ¿Qué significa para usted ser persona?
- ¿Quién es usted como persona?
- ¿Cómo definiría su apertura personal?
- ¿Qué es lo que más le gusta y le disgusta de usted mismo?
- ¿Qué sentido tiene su vida personal?
- ¿Reflexiona sobre su origen y destino?
- ¿Le gusta compartir esas cuestiones con otros?
- ¿Ve alguna vinculación de la humildad personal con este tema?
- ¿Qué es para usted la libertad personal?
- ¿Qué hace antes de tomar una decisión importante?
- ¿Qué rol tienen su familia y amigos en su historia personal?
- ¿Se siente conectado con un Ser Superior?

Conocer Personal

- ¿Qué sabe de sí mismo?
- ¿Qué es para usted la vida íntima?
- ¿Qué cree que se espera de usted?
- ¿Qué le hace feliz y qué hace para alcanzar la felicidad?
- ¿Cuáles son sus intereses superiores?
- ¿En qué piensa cuando reflexiona sobre sí mismo y su vida íntima?
- ¿A qué le tiene miedo?
- ¿Qué es para usted el sufrimiento?
- ¿Qué es para usted la espiritualidad?
- ¿Tiene algún compromiso religioso?
- ¿Existe para usted alguna realidad personal tras la muerte?
- ¿Hay alguna verdad por la que merezca la pena jugársela?

Amar Personal

- ¿Es su vida personal aceptante y donante?
- ¿Se siente protagonista de su propia vida personal?
- ¿Es el amor personal lo más importante para usted?
- ¿Piensa en los demás para poder aceptarlos como distintos?
- ¿Con quienes comparte sus vivencias, penas y alegrías?
- ¿Cómo manifiesta el cariño por sus seres queridos?
- ¿Se siente amado, respetado y comprendido por su familia y amigos?
- ¿Cuándo se siente solo y por qué?
- ¿En qué reside su felicidad?
- ¿Reflexiona sobre su espiritualidad?
- ¿Qué espera después de esta vida?

Cada etiqueta corresponde a cada necesidad de creencias y valores, de comunicación, de aprender, de recrearse, de trabajar y realizarse; se relacionan con los trascendentales más afines, facilitando a la enfermera el objetivo de estar cuidando cada trascendental al ayudar al paciente en la satisfacción de ese requerimiento puntual.

Considerando la *Antropología trascendental* con el fin de sugerir un aporte a la enfermería, e intentando dar respuesta al *gap* que ha mostrado la investigación "Explorar el Cuidado Espiritual que otorga la Enfermera desde la Experiencia del Profesional de Enfermería", se ordenan las necesidades del hombre en tres grupos: las *personales* o espirituales (nivel del acto de ser), referidas a la intimidad personal; las *esenciales*, relativas al crecimiento de la inteligencia con hábitos, a la voluntad con virtudes y al yo en la conformación de la personalidad, es decir, en la esencia del hombre (el nivel potencial), y las necesidades *naturales*, las del cuerpo humano (el nivel sensible).

Las 14 necesidades que describe Virginia Henderson se ordenan según la visión tripartita de Polo: *naturaleza* corpórea humana, *esencia* del hombre y *acto de ser* o persona humana. Así se facilita comprender la ocupación de la dimensión de la espiritualidad, del acto de ser personal o del espíritu, en el nivel trascendental: espiritual coactivo, en orden a crecer de cara a Dios, en primer lugar, y de cara a las demás personas, en segundo término. Así se incluyen los resultados esperados por la enfermera para el cuidado de los trascendentales del espíritu, favoreciendo el crecimiento de la intimidad de la persona/familia cuidada.

De acuerdo con lo anterior se han agrupado dichas necesidades de la siguiente manera:

a) *Las necesidades de la vida recibida (vida natural o corpórea)*: respirar, comer y beber, eliminar, moverse y mantener postura, dormir y descansar, mantener una adecuada temperatura corporal modificando las condiciones ambientales, escogiendo la ropa adecuada, vestirse/desvestirse, evitar peligros ambientales y no lesionar a otros, comunicarse.

b) *Las necesidades de la vida añadida*: vivir de acuerdo con los valores, *ocuparse* en algo con un sentido de realización, actividades recreativas, aprender, descubrir o satisfacer la curiosidad para un desarrollo normal, relación con las demás personas. Utilizar los recursos disponibles.

c) *Las necesidades de la vida personal*: coexistencia libre, conocer y amar personal (aceptar y dar) respecto del ser personal divino.

4.3. Diagnósticos según taxonomías NANDA: Una Propuesta de Clasificación de Resultados según los cuatro trascendentales descritos por L. Polo

El profesional puede acceder a los diagnósticos de enfermería de NANDA, organización mundial de enfermeras, que en su labor de estandarizar, estudiar y desarrollar, implementa la terminología de los diagnósticos, juicios clínicos o conceptos de la metodología y explica que "los diagnósticos enfermeros, o diagnósticos clínicos formulados por profesionales enfermeros, describen problemas de salud reales o potenciales, que las enfermeras en virtud de su educación y experiencia están capacitadas y autorizadas a tratar" (Gordon 1976).

Una propuesta de clasificación de resultados según los cuatro trascendentales descritos por L. Polo

Una vez realizado el diagnóstico de enfermería, el profesional elabora un plan de cuidados y lo implementa. Como una manera de evaluar el avance en dicha implementación, se hace aquí una propuesta de desarrollo de resultados esperados y de actividades de enfermería, que se basa en un previo estudio de criterios de resultado (NOC) y de intervenciones (NIC) ya existentes y enfocados a la satisfacción de las necesidades de creencias y valores.

Intervenciones frente a diagnósticos de enfermeria deducidos desde la necesidad espiritual del conocer personal

Resultado esperado por la enfermera: capacidad de reconocer la dimensión espiritual de la persona que posee un núcleo interior o intimidad.

Definición: conocer acerca del núcleo espiritual y la dimensión de la espiritualidad del paciente, origen de su conducta, actividad y autorrealización, que integra los sentimientos, las pasiones y las emociones hacia una unidad de vida; busca saberse, conocerse, interpretarse, autotrascenderse; su relación con el sufrimiento, el dolor, la felicidad.

Intervenciones de Enfermería:

1. Educación al paciente: que en el núcleo espiritual hay dimensiones de valor, posiciones, explicaciones de criterios personales y con relación a los requerimientos de la inteligencia y voluntad.

2. Favorecer el autoconocimiento: que busque en su interior el centro de sí mismo, la respuesta a las preguntas ¿quién soy?, ¿qué quiere decir ser irrepetible?, ¿cuáles son sus creencias?, ¿vive de acuerdo con ellas?, apuntando a dar respuestas que puedan contribuir a comprender el misterio de la condición humana.

3. Que adquiera un conocimiento propio corporal y de su personalidad, dé respuestas existenciales a través de un planteamiento guiado de preguntas que favorezcan el análisis personal con capacidad de crítica y observación.

4. Que descubra sus propias ideas, que exprese lo que piensa, sin soslayar cuestiones personales ni temas conflictivos.

5. Que abastezca su intimidad de conocimientos con estudio, reflexión de la experiencia y del sentido común.

Intervenciones frente a diagnósticos de enfemeria deducidos desde la necesidad espiritual de la coexistencia libre

Resultado esperado por la enfermera: ubicarse en el propio mundo interior viviendo momentos de encuentro personal.

Definición: encuentro personal, consigo mismo, con Dios, las personas queridas y criaturas de la realidad. Que comparta vivencias profundas para darse a conocer y hacer partícipes de su realidad íntima a sus seres queridos. Que fortalezca los vínculos de parentesco, de amistad y mantenga viva la relación con las cosas, con la realidad.

Intervenciones de Enfermería

1. Mediar con el paciente para que coexista consigo mismo, con Dios, con las criaturas.

2. Que no desatienda esta zona espiritual. Que frecuente este núcleo personal donde es posible referir su propia identidad, que lo habite frecuentemente, que tenga una presencia activa en él.

Intervenciones frente a diagnósticos de enfermeria deducidos desde la necesidad espiritual de la libertad personal

Resultado esperado por la enfermera: disposición para el crecimiento interior.

Definición: vivencia de la enfermedad como ocasión de crecimiento, desarrollo de virtudes y hábitos, disponer ese tiempo sin activismo poniendo su persona como objeto de estudio, darle protagonismo a la dimensión espiritual; que su ámbito interior sea rector de su acción, tener dominio propio y ser capaz de conocerse como un ser distinto a los demás, que busca la posesión de sí mismo.

Intervenciones de Enfermería

1. Lectura de la propia vida: que a través de los hechos y su posterior interpretación de lo que pasa en su interior y exterior adquiera un significado para él, un sentido para su vida, para sí mismo; que se ocupe de elucubrar, pensar y profundizar, que tome protagonismo en su existencia, busque unificarla con posturas definidas, objetivos concretos.

2. Que reconozca las virtudes que han forjado su persona, focalizando en alguna que puede trabajar en el tiempo de enfermedad, de crecimiento hacia adentro.

Intervenciones frente a diagnósticos de enfermería deducidos desde la necesidad espiritual del Amar Personal: "aceptar–dar–don"

Resultado esperado por la enfermera: favorecer la aceptación de su persona.

Definición: el cuerpo influye en el mundo interior. Aceptarse externamente. Una adecuada autoestima favorece el núcleo espiritual. Cariño por uno mismo, respeto por su propia persona. Reconocer la dignidad, valorarse en su justa medida. Ser seguro, y así entablar relaciones de igualdad con los demás, conocer que se es sujeto de derechos y deberes, abierto a los demás.

Intervenciones de Enfermería

1. Generar instancias de diálogo que permitan la reflexión personal sobre el propio cuerpo y su importancia en la dimensión espiritual.

2. Comprender las limitaciones físicas propias y aprovecharlas como oportunidad de crecer en la autoestima y el respeto personal, favoreciendo la aceptación del don.

Intervenciones frente a diagnósticos de enferemería deducidos desde la necesidad espiritual del Amar Personal: "aceptar–dar–don"

Resultado esperado por la enfermera: estimular la capacidad de aceptación y donación del propio amor; que la dimensión de la espiritualidad sea la base regente de cada uno de los sistemas que direccionan la vida.

Definición: favorecer la introspección para permitir que el paciente sea capaz de desarrollar en plenitud su capacidad de amar. No se reduce a querer, es más que bien y es más que voluntad. Junto al conocerse y poseerse surge el valorarse, el amar; en suma, enriquecer los elementos para unificar y dar sentido a los afectos, sentimientos y emociones. Así lo espiritual integra lo psíquico y lo corporal. Lo que hay en el interior permite a la persona autotrascender hacia los demás y el infinito.

Intervenciones de Enfermería

1. Favorecer un ambiente cálido, luminoso y alegre en que el paciente pueda satisfacer su necesidad de amar a los seres queridos, su familia, parientes, amigos, conocidos.

2. Escuchar activamente la expresión del concepto de amor del paciente.

3. Orientar hacia la aceptación y donación del propio amor.

4. Generar instancias que ilustren los beneficios de ese don para la propia vida y la de los demás.

5. Reflexionar acerca de las "pérdidas" que conlleva el no vivir el propio amor, aceptación y donación para sí mismo, para los demás y para su entorno y la sociedad.

En cada Necesidad Espiritual expuesta, los resultados esperados se clasifican según los siguientes cinco criterios:

1. Nunca experimentada.

2. Rara vez experimentada.

3. A veces experimentada.

4. Frecuentemente experimentada.

5. Siempre experimentada.

5. Evaluación del Proyecto de Cuidado Espiritual a través de un Caso Clínico

5.1. Caso clínico: presentación

Con el fin de evaluar la propuesta de cuidado espiritual expondremos un caso clínico, basado en la película 'Yo antes de ti' (título en Hispanoamérica), 'Antes de ti' (España). Dirección: Thea Sharrock. Reino Unido, Estados Unidos, año 2016, idioma inglés, productora Warner Bros.

Guión: Un hombre joven, 30 años aproximadamente, exitoso en su carrera profesional, dedicado al modelaje, en especial publicidad de deportes extremos, y contento con su vida personal, sufre un grave accidente al ser atropellado y queda con secuelas que lo dejan cuadripléjico.

Sus padres lo llevan a vivir con ellos a un lugar muy hermoso, en las afueras de la ciudad. Levantan una construcción anexa, que cuenta con todo lo básico y necesario para su vida independiente. Queda permanentemente en compañía de dos personas: un hombre joven que se encarga de todos los cuidados personales y especializados que requiere por su condición, y una asistente responsable de su entretención y distracción. Esta tarea es muy difícil porque el enfermo tiene una amargura profunda por sus nuevas condiciones de vida.

Durante el desarrollo de los hechos no se evidencia que se dedique a temas intelectuales ni desarrolle ninguno personal. Sus padres se mantienen a distancia, sobrepasados por la situación. Existe poca comunicación y mucha angustia de parte de ellos debido, en particular, a un documento que firmaron en acuerdo con su hijo, el que especifica que en un plazo de seis meses el joven evaluará su decisión de que le practiquen la eutanasia. La opinión de sus padres está dividida: el padre quiere que el hijo haga su voluntad, viendo el poco sentido de su vida y que experimenta frustración y amargura permanentemente. La madre, en cambio, vive desesperada al no poder modificar la decisión del hijo.

Todo parece cambiar cuando llega a la casa una joven del lugar, bonita, alegre, con mucho entusiasmo por su trabajo. En la medida que van pasando los días se entera de que esta próxima la fecha de la fatal decisión. Decide entonces salir al mundo con el joven a mostrarle y vivir situaciones que lo hagan volver a estar alegre frente a la vida. Se enamoran, pero él no cambia la decisión y se lleva a cabo.

5.2. Valoración de la situación de la persona protagonista del caso

Para revertir la situación, lo primero sería conocer mejor la historia del protagonista abarcando todos los aspectos: sus valores, intereses, sentido de la vida y anhelos que han guiado su actuar, su proyecto existencial, en suma. Muchas veces, el paciente no ha reconocido bien esas diferentes dimensiones.

A fin de valorar las necesidades espirituales, ayudar al accidentado a expresarse libremente y analizar cómo vive sus aspiraciones más profundas, los sentimientos que experimenta y las consecuencias que han derivado del accidente, cabe formular algunas preguntas de reflexión que se pueden deducir, para este caso clínico, de las que ofrece la valoración CCLAP:

1. ¿Qué cosas buenas hay en su vida, que lamentaría perder?

2. ¿Qué cualidades y actitudes de sus padres aprecia más?

3. Si existiera un dueño del universo, ¿qué favores le pediría?

4. ¿Cómo cree que afectan sus decisiones a las personas queridas de su entorno?

5. ¿Ha pensado en cómo hacer feliz a sus padres y a la joven de la que se ha enamorado? ¿Qué cree que les agrada de usted?

6. Si existe alguna persona y/o creatura que vea como modelo a seguir, ¿qué cualidades y actitudes de ella apreciaría más?

7. ¿Podría reconocer y compartir sus valores, las creencias y las motivaciones que tenía antes del accidente?

8. ¿Cuál es su proyecto de vida? ¿Lo puede realizar bajo las nuevas condiciones? ¿Tiene sentido?

9. ¿Qué modificaciones ve necesarias para un nuevo plan existencial?

10. Siendo el protagonista de su vida, ¿quién preferiría que lo acompañara en esta nueva etapa?

11. ¿Alguien en especial lo ayudaría en su crecimiento interior?

12. ¿Puede expresar la mejor forma de recibir apoyo de los cercanos?

13. ¿Sabe reconocer otros tipos de ayuda más profundos?

El caso clínico habla de una persona que parece ignorar su núcleo espiritual, que lo sacaría de la desesperanza y permitiría volver a soñar, a mirar hacia lo alto para encontrar la luz que ilumine su caminar por la tierra. Da la impresión de que, por desconocimiento de la dimensión espiritual, habría centrado la vida en luces de bengala que le impedían el desarrollo de su ser personal; y con el accidente se han apagado y ha decidido dejarse estar hasta la anulación de su ser.

5.3. Identificación de diagnósticos enfermeros

En base a los datos obtenidos, se formula el siguiente diagnóstico:

"Pérdida del sentido de la vida relacionado con falta de esperanza, incapacidad de movilidad de su cuerpo, alteraciones significativas en la satisfacción de sus necesidades físicas, psicológicas, sociales y espirituales; desconocimiento de la dimensión espiritual, manifestado en la falta de interés por vivir, en trascender, y en la decisión de terminar con su vida".

Este caso ilustra la importancia de la Valoración de la Dimensión de la Espiritualidad de un paciente. Pueden darse, por tanto, argumentos científicos desde la *Antropología trascendental* de Polo.

La prioridad parecería ser darle a conocer el sentido del propio ser personal.

"Si tal buscar es cognoscitivo, lo buscado es, desde luego, Verdad o Sentido respecto del intelecto personal humano. Si es acto (verbo, no nombre) es más que Verdad o Sentido, pues es Conocer. Por eso, en la búsqueda de tema va implícita la búsqueda de sentido del propio intelecto, y en la consumación de la búsqueda, el esclarecimiento del sentido completo del propio ser personal humano. De modo que el aislamiento libre respecto de Dios en esta vida conlleva la propia pérdida de sentido personal, el no saber quién se es y quién se está llamado a ser. En suma, se trata no sólo de la pérdida del sentido de la vida (natural o esencial), sino de la pérdida del sentido del ser personal. En rigor, en esa tesitura no se sabe quién se es" (Sellés, 2013b, p. 189).

"El resultado de esta actitud es la soledad" (Sellés, 2012, p. 58).

La argumentación del profesor Sellés, inspirada en la filosofía de Polo, hace ver que la inteligencia tiene como correlato la verdad, y que su recto ejercicio conduce a trascender el mero conocimiento de lo inmediato. El ser humano es capaz de preguntarse por su origen y destino, búsqueda que en definitiva conduce a la existencia de Dios. Y está indagación, natural y necesaria, permite reconocer el sentido más profundo y verdadero de la propia existencia. De lo contrario, como advierte el autor, la persona queda encerrada en los límites del propio yo, sin poder encontrar sentido ni trascender las circunstancias por las que atraviesa. "El aislamiento libre pero definitivo de Dios es la pérdida libremente consumada del sentido del ser personal. Es la imposibilidad de llegar a saber su ser. Pero si el ser personal es coexistente, abierto libre, cognoscitiva, amorosamente, perder el sentido personal para siempre es perder la coexistencia, encapotar la libertad, ofuscar el conocer, matar el amor. Esa actitud es claramente despersonalizante. Por ello, a los que admiten definitivamente tal pérdida se les puede designar como gente sin nombre propio, multitud despersonalizada" (Sellés, 2013b, p. 189).

Si el que conoce interrumpe su apertura a la realidad, el propio yo queda adulterado. Y la negativa a ahondar en lo que existe no es solo una renuncia a lo que trasciende, sino que también un grave empobrecimiento de la autocomprensión. La experiencia de los seres humanos demuestra que esa decisión implica negar dimensiones esenciales de lo que el hombre es y puede ser: su libertad, su conocimiento y la relación con los otros se ven comprometidos y, consiguientemente, acaba desnaturalizándose y perdiendo lo más valioso de su propia identidad.

Al ser autónomo, el hombre puede renunciar a relacionarse con quien le ha dado la existencia. Pero como indica Juan Pablo II, "cuando se niega a Dios y se vive como si no existiera... se acaba fácilmente por negar o comprometer también la dignidad de la persona humana y el carácter inviolable de su vida" (*Evangelium Vitae*, 1995, p. 57).

"Sin la apertura a Dios —afirma Sellés, señalando los efectos que se siguen— el hombre se vuelve absurdo para sí y, en consecuencia, carece de sentido su vida y la de los demás, porque solo Dios puede manifestar de modo pleno el sentido de ambas. Desde esta perspectiva el hombre rechazando u olvidando su relación fundamental con Dios, cree ser criterio y norma de sí mismo, arrogándose el derecho de decidir sobre su propia vida y la de los demás. Sin embargo, la vida personal no está llamada a modificar o aniquilar la vida natural, sino a perfeccionarla. Cuando una persona comete tal intromisión, no sólo daña o aniquila la vida natural de los demás hombres o la suya propia, sino que comete un perjuicio mucho mayor: la pérdida progresiva de su propio sentido personal, porque admite el mal personal en su intimidad: se trata de su despersonalización" (Sellés, 2013b, p. 94).

En una aproximación más específica y existencial a la potencialidad humana –siempre desde la visión que ofrece Polo–, el profesor Sellés acentúa la capacidad ilimitada que tiene el hombre de donarse en su modo de estar en el mundo, trascendiéndose a sí mismo en aras de los demás. Se trata de una posibilidad en la que se juega el sentido de la propia libertad, la condición social del individuo y que, por tanto, no puede estar ausente de lo que una enfermera ha de tener en cuenta a la hora de intentar devolver la salud.

"El hombre es capaz de añadir con su trabajo, cultura, técnica y economía porque él es puro añadir; es donal. La generosidad no es una mera virtud de la voluntad que lleva al incremento de esta facultad en orden a dar algo. Es principalmente el carácter del ser personal que uno es, que por ser puro ofrecimiento lleva a darse. Ser enteramente generoso es destinar libremente el ser que uno es al Amor. No serlo, es no querer destinarse; es guardarse, asunto que es también libre, aunque propio de una libertad raquítica, es decir, carente de entera apertura y de respuesta íntegra. Con esa actitud, como se ve, la propia libertad personal se encoge, se queda sin un para acorde a ella, uno siempre puede dar porque es dar. Ese es nuestro ser nuclear, un dar que es personal, y que, por eso, no se agota dando, como no se agota el amor de un esposo a su esposa por mucho que dé. Por eso, ese otro modo de dar que es nuestro trabajo está en perfecto parangón con el dar personal que uno es y también con el Dar divino" (Sellés, 2006c, p. 194).

5.4. Actividades de Enfermería

En sus cuidados espirituales, el profesional buscará dialogar con el paciente, intentando la curación de sus profundas heridas íntimas, que han obscurecido su corazón, y subsanar las carencias por donde se le ha escapado la vida, la capacidad de amar: rencores, enfados, inseguridades. Un posible camino es plantearle que "en la acogida de una humillación, de cualquier tipo, hay siempre un salto de calidad" (Rosini, 2018, p. 226).

La enfermera observará síntomas de tristeza, agresividad, incomunicación y entenderá que no es suficiente con paliar los síntomas, sino que irá a las causas, a identificar su origen, y acoger ese ser menos amado que se ha instalado en su corazón, su temor a no ser querido. Se esforzará en tratar que comprenda que es hijo de un Padre omnipotente y amoroso, mediándolo para que lleve a cabo un ejercicio de "comenzar a mirar de arriba abajo nuestra vida, y desde el nacimiento hasta hoy recorrer los dones recibidos. Tantos. Innumerables. De tantos tipos. Naturales y sobrenaturales" (Rosini, 2018, p. 187).

La profesional mostrará igualmente al paciente la posibilidad de "reconstruir la propia existencia, de recomenzar —o de comenzar, propiamente—" (Rosini, 2018, p. 226). Como dice este mismo autor, correspondería "reiniciar el bien, la felicidad, no dispersarse y seleccionar, para ir a la sustancia de nuestro recorrido de reconstrucción. Hay una fuente de nuestro ser —constituido a imagen de Dios; tenemos una vía que recorrer— (Rosini, 2018, p. 232). "Estamos emparentados con la gloria de Dios. Portamos de Él la imagen y semejanza" (Rosini, 2018, p. 232). Reforzará su ánimo al decirle: "De los mil propósitos que me puedo plantear en la vida, no estaré nunca demasiado lejos del verdadero si me oriento a ser yo mismo" (Rosini, 2018, p. 233). A lo que añade: "Mi verdadero «mí mismo» no es un mérito, no es un trabajo, no es una estrategia. Es una obra de Dios. Es mi vida. Soy amado, en todo caso. Esa es mi identidad" (Rosini, 2018, p. 235). Y agrega: "Yo vuelvo en mí mismo cuando pienso bien de Dios, y pienso bien de Él cuando lo veo como Padre. En cambio, me pierdo a mí mismo cuando pienso mal de Dios, y no lo veo como Padre, porque pienso mal acerca de mi origen" (Rosini, 2018, p. 235).

Se formulan interrogantes acuciantes que van iluminando el panorama y haciendo que la esperanza entre en escena con una alta probabilidad de conquistar al espectador. "La pretensión de total autonomía, y el pensar mal del padre, son el mismo arrogante acto de autoglorificación. Pero es el camino a la nada" (Rosini, 2018, p. 237). Más abajo pregunta: "¿Por qué recomenzar, en cambio? ¡Porque vale la pena! Porque bajo todo este desastre hay algo bueno. El «falso uno mismo» es solo una estructura construida para enterrar viva la verdad y tratar de cancelarla; pero esta verdad sigue ahí, humilde, sencilla, esperando" (Rosini, 2018, p. 238). Es así porque "en el fondo de nuestro ser está otro: el «verdadero uno mismo». La imagen según la semejanza de Dios. Está siempre ahí. Espera pacientemente que volvamos en sí, que recapacitemos" (Rosini, 2018, p. 239). "Si estoy hecho a imagen de Dios según su semejanza, entonces también yo soy amor. El amor es mi verdad. En efecto, soy yo mismo cuando amo, cuando sirvo, cuando doy la vida por alguien" (Rosini, 2018, p. 243). Por lo que "necesito tener a Dios que me habla, que me dice quién soy" (Rosini, 2018, p. 245), pues "si Dios no me dice quién soy, yo me hundo en la nada. Por eso es bueno que acepte lo que Dios dice de mí" (Rosini, 2018, p. 246).

La labor de cuidado espiritual continuaría dándole al paciente, de modo sencillo y sintético, unas claves sobre la persona humana que iluminen en buena medida su propia vida personal. Habría que explicarle que, como persona incondicionalmente amada por Dios, gratuitamente querida, también puede amar. Correspondería ayudarle a comprender una de las claves que se leen en *El arte de recomenzar*: "La inspiración me consolará, me invitará a entrar en relación con el Padre sobre este hecho, estará conmigo y me dirá: «Estoy aquí, no te dejo, en este hecho me puedes encontrar». Y me ayudará a volver a caminar, a valorar la cosa y buscar el modo de crecer en esta tribulación (Rosini, 2018, p. 88).

El profesional proseguirá su cuidado asistiendo al enfermo para que comprenda la relación que hay entre el actuar y el crecimiento en todos los frentes de la vida, especialmente en aquellos aspectos que favorecen el desarrollo de la espiritualidad. Puede que la enfermera no consiga ayudarle como quisiera en la superación de sus dificultades físicas y psíquicas, pero, si logra contribuir a descubrir y valorar los tesoros que tiene en su espíritu, conseguirá que progrese sustancialmente en la satisfacción de los requerimientos de la persona. Esto se manifestará al evaluar que el paciente habrá crecido en su intimidad, lo que le irá permitiendo contar con una fuerza determinante que incidirá en la recuperación de su salud y en el mejoramiento de su calidad de vida.

Al considerar la visión tripartita de la persona humana del filósofo Polo mirando al deber profesional sanitario, se refuerza la conveniencia de compartir con el paciente la misión que tienen la misma enfermera y cada una de las personas que lo cuidan: seguir haciendo ese ser personal a que se está llamado, ya que hemos recibido el acto de ser como donación. Entonces se le instará a que siga fortaleciéndose en ese cometido también durante su convalecencia y en su futuro.

Esta realidad animará al protagonista de la película a descubrir que la persona humana cuenta, en todas las situaciones de la vida, con su intimidad o núcleo personal, que le permite crecer en su libertad, y le hace merecedor de un cuidado especial, en el que se le respete el tiempo de vida que tiene por naturaleza. "Recapacitar –para este hombre– quiere decir redescubrirse hijo de un padre bueno" (Rosini, 2018, p. 233). "Sí, este es el punto: somos algo muy bueno, este es el motor de la alegría de ser y la fuente del amor hacia lo que nos rodea" (p. 234). También la enfermera debe precisarle que el mejor modo de satisfacer las 'necesidades espirituales naturales' es coexistiendo consigo mismo, con los demás, con el Creador. A decir verdad, todos los desastres humanos podrían resumirse en la deslealtad más devastadora que las personas ponen en acto: la de traicionarse a sí mismas (Rosini, 2018, p. 233).

Así, la enfermera compartirá con el paciente el pensamiento de que la autorrealización viene a través de la entrega de uno mismo, que la única forma de ser feliz en la tierra es dándose a los demás. Le dirá que ella ha experimentado que esta necesidad es la base humana para el crecimiento del amor de Dios en su ser personal, animándolo a considerar que todos los hombres tienen igual dignidad, aunque talentos muy distintos, que se deben trabajar o cultivar, como también los dones de la libertad, del conocer y amar personales. Enfatizará, en fin, que la persona se realiza por la entrega a Dios de lo que hace, y que el hombre guarda en su interior un anhelo fundamental, una aspiración a la felicidad, la necesidad de absoluto e infinito.

Se trata de una apertura que supera la inconformidad e insatisfacción. Es señal cierta de que ha surgido la esperanza, como lo afirma Sellés, prolongando el pensamiento de Polo (Sellés, 2010a, p. 140). Trabajar y fomentar esa esperanza es encarar el futuro desde el sentido dinámico y desbordante del propio acto de ser personal. Por el contrario, conformarse con lo que se es, cerrando la puerta a la posibilidad de ser más, es pereza, acidia o tristeza espiritual.

La clave para lograr ese cambio de giro exige plegarse a la realidad a través del amor personal, el acto humano por excelencia: "En el amor personal el hombre realiza y expresa su ser en relación con algo más que la posesión cognoscitiva. Sin él, quedaría prisionero de la afección o limitado a la dualidad entre estímulo y reacción" (Arancibia, 2016, p.13). En el empeño de la profesional de enfermería por que el paciente restaure el quiebre que le provoca el dolor, se conquista la libertad, lo cual es un ejercicio de realismo. La libertad encuentra su sentido desde la verdad.

"En síntesis, la *Antropología trascendental* o de la intimidad, permite descubrir un hálito especial en torno a la persona humana, revaloriza los clásicos y los trasciende, de este modo brinda elementos que permiten elevarse por encima de lo banal y mundano, con la mirada cristiana como destino. Ofrece así, una comprensión del dolor fortalecida por la libertad, la donación, el destinarse, el amor, es decir, por aquello que inspira hacia los anhelos más altos" (Arancibia, 2016, p. 15).

Por este camino, es posible dar a entender las necesidades espirituales sobrenaturales, que trascienden el mundo material y llaman a la eternidad. Así surge la necesidad de la lucha por la perfección en el amor de todo lo que se hace, y la propia actuación puede alcanzar una mayor plenitud con el ofrecimiento de lo que se lleva a cabo y el cuidado de los detalles con amor, por amor y para el Amor, que pasa por los demás hombres y criaturas. En estas circunstancias de enfermedad pueden ofrecerse los estados de ánimo, inquietudes, angustias y temores. Es la necesidad de la bienaventuranza eterna, el verdadero antídoto contra la miseria espiritual de cada uno y de todas las demás personas.

Desde su experiencia con enfermos en los hospitales de Madrid, san Josemaría siempre tenía especialmente en cuenta la gran responsabilidad de los profesionales de la salud, en particular, de las enfermeras. En varias oportunidades buscó hacérselo ver, ampliando la perspectiva de sus trabajos sanitarios. Por ejemplo, cuando les decía:

"¡Que Dios os bendiga! Pensad que estáis cuidando a la Sagrada Familia de Nazaret y que la persona enferma es Jesús (...). O pensad que es su Madre. Tratadles con amor, con cuidado, con delicadeza. Aseguraos de que no necesiten nada, especialmente la ayuda espiritual (...) Yo rezo por vosotras porque pienso en el bien o en el mal que podéis hacer. A una persona que está espiritualmente preparada, se le puede hablar de su estado con franqueza. Pero si este no es el caso, debéis aprovechar cualquier oportunidad para ayudarles a acudir a la Confesión y a recibir la Comunión. Y llegará el momento en que la persona que está enferma deseará que se le diga que se va al Cielo. Yo mismo conozco algunos ejemplos muy hermosos" (Herranz, 1977, p. 161).

Como deduce Paola Binetti (2002), profundizando en su pensamiento: "Existe una relación entre la manera en que cada persona vive el dolor y su forma de amar, porque solamente se acepta el dolor cuando se capta que su sentido es el amor. Sólo así se puede llegar a exclamar: 'Bendito sea el dolor. –Amado el dolor. –Santificado sea el dolor... ¡Glorificado sea el dolor!' (Escrivá de Balaguer, p. 208).

En otra consideración espiritual, san Josemaría expresa lo que llama "todo un programa para cursar con aprovechamiento la asignatura del dolor", que da el apóstol san Pablo: "*Spe gaudentes* –por la esperanza, contentos, *in tribulatione patientes* –sufridos, en la tribulación, *orationis instantes* –en la oración, continuos" (Camino, p. 209). Asimismo, para la autora aludida, "el dolor es un punto de encuentro entre la alegría de la esperanza y la necesidad de la oración. Los cristianos aceptan el dolor con la esperanza de un gozo futuro. Son plenamente conscientes de sus límites y confían en la ayuda que se implora a Dios en la oración" (Binetti 2002).

Para uno de los últimos romanos pontífices, aclamado como 'Magno' por los fieles,

"Los testigos de la cruz y de la resurrección del Cristo han transmitido a la Iglesia y a la humanidad un específico Evangelio del sufrimiento. El mismo Redentor ha escrito este Evangelio ante todo con el propio sufrimiento asumido por amor, para que el hombre 'no perezca, sino que tenga vida eterna'. Este sufrimiento, junto con la palabra de su enseñanza, se ha convertido en un rico manantial para cuantos han participado en los sufrimientos de Jesús en la primera generación de sus discípulos y confesores y luego, en las que se han ido sucediendo a lo largo de los siglos" (Juan Pablo II, *Salvifici Doloris*, 1984, p. n.25).

Con estas coordenadas a la vista, el desafío se esclarece. Al profesional de la enfermería le corresponde animar al paciente a que intente aceptar lo que le ocurre, permitirse crecer en la virtud de la paciencia, encarando el futuro con mayor optimismo.

"El hombre cuenta con la capacidad de esperanza, de fortaleza y perseverancia. Esto no quiere decir que el hombre deba suprimir el sufrimiento, sino que, por medio de estas virtudes, el hombre puede convivir con él, aprendiendo de él, creciendo con él" (Muñoz Devesa *et al.*, 2014, p. 155).

Gracias a esa confianza en el amor de su Padre Dios, por el mismo y cada una de las personas que le rodean, el enfermo se animará a mirar a su entorno y a trasmitir cariño, comenzando por los que están más cerca y le quieren. Con esta modalidad, puede ayudarse al enfermo a salir de sí mismo y abrirse a los demás, a pesar de su desasosiego, su ansiedad, sus dudas. Y comenzará a ver la vida como un camino de colaboración en el que las personas se sostienen unas a otras,

"... de tal forma que la espiritualidad se convierte en una herramienta para el afrontamiento efectivo en la vida del hombre en su relación consigo mismo, con los demás, con el entorno y con un ser superior por el significado y sentido que da a su existencia concreta, capacitándolo para el autocontrol de la misma" (Muñoz Devesa *et al.* 2014, p. 156).

En el caso clínico analizado, con la autoridad que da la excelencia del servicio que presta, la enfermera puede mediar a los padres para que ayuden al hijo a afrontar el dolor físico y moral. Como estos temen naturalmente enfrentar al enfermo con el sacrificio, la profesional está en condiciones de auxiliarlos para que adquieran mayor espíritu de fortaleza, con fe, valentía y gran paciencia humana y sobrenatural, de tal manera que lo transmitan al hijo. Debe intentar enseñarles a considerar el sufrimiento como parte de la existencia. Así contribuirá a favorecer que el enfermo alcance la madurez humana necesaria para aprender a resistir la contrariedad que le causa su situación. De lo contrario, continuará el vacío existencial del paciente y de su entorno familiar.

Del mismo modo, la enfermera tendría que asistir a la joven para que también se desarrolle espiritualmente, mostrándole que el recurso de la oración es la llave que permite abrir el misterio de que somos criaturas e hijos de Dios Padre y de que estamos llamados a serlo en plenitud. Ayudar a descubrir esta realidad es prestar un servicio de alcances insospechados. Entre otras razones, porque el trato con Dios da fortaleza para tomar la cruz en el propio corazón, y la persona va descubriendo que ha recibido la gracia de poder ser un farol destinado a dar luz al mundo.

Con la experiencia del campo de concentración a cuestas, Viktor Frankl señala que la capacidad para sufrir forma parte de la propia educación; es una fase importante del crecimiento interior y también de autoorganización (Frankl, 1979, p. 98). Una misión crucial es entonces enseñar a llevar el sufrimiento con los demás, a revestirlo de amor, para hacer más llevaderos los momentos de incertidumbre, que pueden acabar siendo ocasiones favorables de maduración espiritual, de mejora personal y social: "Lo que cura al hombre no es esquivar el sufrimiento y huir ante el dolor, sino la capacidad de aceptar la tribulación, madurar en ella y encontrar en ella un sentido" (Benedicto XVI, 2007, p. 37).

DISCUSIÓN Y CONCLUSIONES

1. Discusión

La enfermera, conociendo la importancia de cómo otorgar el cuidado espiritual, la relación que surge entre la ética del actuar, el crecimiento de la intimidad y el desarrollo en todos los aspectos de la persona cuidada se motiva en entregarlo al paciente, favoreciendo el desarrollo de la espiritualidad al ayudarle a atender tales requerimientos. Puede haber situaciones en que no se consigue la ayuda en la satisfacción de las necesidades físicas, psíquicas, sociales; pero la experiencia en la vida profesional de la enfermera muestra que casi siempre es posible contribuir a ese propósito. El paciente que acepta este cuidado consigue crecer en su intimidad, en su espíritu, y esta situación le permite poder contar con una fuerza determinante, incluso de cara a la recuperación de la salud, mejorando su calidad de vida.

A pesar de la variedad de definiciones sobre el concepto de espiritualidad, existe un consenso en la literatura que considera la espiritualidad como una faceta importante de la condición humana. Y en lo relativo a su bienestar, el cuidado del cuerpo, la mente y el espíritu es un sello distintivo de la atención unitaria de la persona. La dimensión de la espiritualidad y cuánto se relaciona con el bienestar y la salud espiritual han sido relevantes a lo largo de la historia. Y estos conceptos no son nuevos en la enfermería y la atención de la salud, pero cabe reconocer un considerable desacuerdo sobre cómo se debe definir la espiritualidad y hasta qué punto el cuidado espiritual es parte del rol de las enfermeras.

La espiritualidad es el reencuentro con la esencia de lo que el ser humano es, con el anhelo de lo que quiere ser, con el amor que lo ha creado y que definitivamente lo seguirá recreando. Solo queda abrir el espíritu para que se expanda y se manifieste la vida. Para la apuesta por el desarrollo, el medio es la espiritualidad. Durante las dos últimas décadas, es un tema en ascenso en la literatura de enfermería. Sin embargo, los teóricos arguyen que todavía no hay estudios rigurosos en aspectos tales como su concepto, relación con la cultura y su impacto en los resultados. Otros autores coinciden en que hay confusión en torno a lo que es, y cuál es el papel de la enfermera en relación con la espiritualidad; la falta de acuerdo sobre la definición y la dificultad en el deslinde de la religión y la espiritualidad son retos para la enfermería. El concepto de espiritualidad es considerado como más amplio que el de religión.

La espiritualidad es vista como un componente de la enfermería profesional, pero se considera difícil de alcanzar porque es algo subjetivo y de naturaleza personal. No existe una definición clara o un marco conceptual para la espiritualidad que refleje la complejidad de su integración en la práctica de enfermería, agravando su naturaleza intangible y subjetiva en su relación con la religión.

Diversas investigaciones sobre cuál es el pensamiento de las enfermeras acerca del cuidado espiritual y otros estudios han permitido identificar intervenciones de enfermería más relevantes en la práctica, como son: oír las preocupaciones de los pacientes, facilitar la expresión de sus creencias, escucharlos, ayudarles a orar y a mirar hacia adentro de sí mismos y, también, hacia afuera, mostrar amabilidad, preocupación, soporte auxiliar para remover preocupaciones, conseguir optimismo y seguridad. Resulta imprescindible que el cuidado espiritual se realice con amor. Es una experiencia, un proceso o fenómeno de naturaleza humana fundamental en la atención del paciente; la enfermera cuida la esencia de la persona, aquello que constituye su naturaleza, lo permanente, lo más importante y característico de ella.

A las enfermeras les favorece tener mayor conciencia de la singularidad de cada paciente a través de una atención personalizada. La evaluación de su estado espiritual durante la enfermedad y la implementación de la asistencia integral incluye ayudarlos a encontrar significado y propósito a su situación. El proceso requiere identificar, describir, explorar, explicar y favorecer una complementariedad entre las necesidades espirituales de coexistir, conocer, amar y hacer uso de la libertad.

Al considerar la visión tripartita de la persona humana del filósofo Leonardo Polo, la profesional de enfermería podrá reconocer que ella misma y cada uno de sus pacientes tienen una misión, seguir haciendo ese ser personal que está llamado a ser, ya que han recibido el acto de ser como donación. Se ocupará primero en su persona y mediará en su paciente, para que siga fortaleciéndose en ese cometido en la ocasión privilegiada que le ofrece su enfermedad y convalecencia. Esta realidad así planteada anima a que las enfermeras sepan que la persona humana está conformada por la dimensión trascendente de la espiritualidad, intimidad o núcleo personal, que puede crecer en libertad, en sentido o conocer personal y en amar (aceptación y donación) personales; así puede ver al paciente como merecedor de un cuidado especial, respetándole el tiempo de vida que por naturaleza tiene.

Por esta vía, los requerimientos o necesidades de la inteligencia y voluntad se irán implementando (la mejoría en las manifestaciones es segunda respecto del crecimiento del ser íntimo), no solo porque el paciente también ha sido ayudado a vivir lo mejor posible en sus virtudes (ej. humildad, confianza, sencillez, esperanza...); ha forjado hábitos intelectuales (ej. prudencia) en un período de crisis, de padecimiento; se ha perfeccionado en su naturaleza al vivir momentos duros de la vida; sino sobre todo, porque ha valorado mejor su espíritu, al recibir de la enfermera la ayuda adecuada para considerar sus necesidades espirituales en lo que son y significan, al favorecer ella en sí misma y en cada paciente una vida más plena de sentido personal. Lo que precede también brinda, consecuentemente (porque se trata de otro nivel manifestativo), proyectar esta mejoría en la familia del paciente, en su entorno y en la sociedad.

Conviene que la enfermera indique al paciente que el mejor modo de satisfacer sus 'necesidades espirituales naturales' es coexistiendo consigo mismo, con los demás, con el Creador; conociendo, amando y dirigiéndose libremente al servicio de la integridad personal, al ser divino y al servicio del bien de los demás hombres. Satisfacer la necesidad de realizar la persona que es y está llamada a ser permitirá también crecer en humanidad, gracias a las virtudes naturales que se van forjando en el desempeño del trabajo y de las circunstancias ordinarias de la vida, intentando sembrar paz y alegría y así cooperar con los demás hombres en la construcción de una civilización del amor

Es necesario compartir con el paciente que lo que de ordinario se llama 'autorrealización' (que es más bien 'heterorrealización', porque es Dios quien da el incremento personal) viene a través del don de uno mismo. Corresponde sugerirle que la única forma de ser verdaderamente feliz en la tierra, a pesar de estar siempre interpelados por el mal y las dificultades, es dándose por amor. Conviene aclarar también que esta necesidad de lo que se llama 'realización' es base humana para la 'santificación' del ser personal humano creado a imagen y semejanza de su padre Dios. Hay que ayudar a considerar que todos los hombres tienen una ingente dignidad, cada uno con talentos muy distintos, que debe trabajar o cultivar, dones de la libertad, del conocer y amar personales. Procede acentuar que la persona humana, por tanto, se realiza libre, cognoscentemente y por amor a Dios. El hombre guarda en su interior una necesidad irrefrenable, un anhelo fundamental, una aspiración a la felicidad, una necesidad de absoluto e infinito.

Desde esta perspectiva uno se puede abrir fácilmente a las necesidades espirituales sobrenaturales, que trascienden el mundo natural y llaman a la eternidad; ahí surge la necesidad de la lucha por la santidad, que se puede satisfacer con ese ofrecimiento de lo que se lleva a cabo, en el cuidado de los detalles de lo que se hace, con amor, por amor y para el amor, que pasa por los demás hombres y las demás criaturas. Esta es la necesidad de la bienaventuranza eterna y el verdadero antídoto contra la miseria espiritual de cada uno y de todos los seres humanos. Polo (1996b) destaca la centralidad de la ética de las personas en la vida social, pero la ética es segunda respecto de la antropología trascendental (Polo, 2015) porque 'el obrar sigue al ser'. De ahí la relevancia de comprender primero los entresijos del ser personal y su sentido, para actuar en consecuencia.

Espíritu es sinónimo de persona, de la realidad personal, vital e inmaterial, irreductible a lo biológico y a lo psíquico. Se trata del acto de ser personal que uno es. Esta realidad se llama de ordinario "intimidad" (Sellés, 2013b). Para Tissot (2011), la espiritualidad es el cimiento, vida interior, vida espiritual que unifica a la persona; es sal, es luz que la purifica, que la preserva del sentimentalismo, del decaimiento, de la incoherencia, de la división y debilidad, de la corrupción al ocuparse de su desarrollo, lo que repercute en la sociedad. Es en la espiritualidad donde están las ideas y los principios que constituyen el fundamento de la vida; integra y dirige las emociones y sentimientos. Permite que la vida se base en los caminos profundos del corazón o espíritu.

La espiritualidad busca el bien verdadero; la persona penetra en su intimidad, donde su verdad se deja oír; allí se recoge lo que más le conviene, para luego forjar matizadamente la personalidad, las virtudes de la voluntad, los hábitos de la inteligencia, para realizar obras externas de amor con el sello peculiar de cada quién. Si se penetra en el corazón, y se acepta libremente su crecimiento de cara al Creador, la persona personaliza, dota de sentido a las demás dimensiones de su vida.

Sobre la base de lo que antecede, los principales resultados de esta investigación pueden resumirse como sigue:

1ª. El hombre es una realidad compleja que está conformada, al menos, por una *naturaleza* corpórea humana o 'vida recibida' en herencia de sus padres; una *esencia* humana o 'vida añadida', configurada por el alma y las potencias inmateriales (inteligencia y voluntad); y superior a ellas, la persona o espíritu, a lo que filosóficamente se llama *acto de ser* y que conforma la 'vida personal'.

2ª. El hombre es, a la vez, un ser natural y cultural, que con sus manifestaciones no solo sirve a los demás, sino que sale de sí hacia los otros, y está abierto al mundo de cara a perfeccionarlo, porque él es más que el mundo.

3ª. Las 'necesidades espirituales' surgen de la vida personal. En el proceso de satisfacerlas se va forjando el núcleo propio del hombre. Son la necesidad de coexistencia libre, de conocimiento del sentido personal, de aceptación y donación personales, es decir, amar personalmente. Son demandas de todas las personas humanas por su constitutiva apertura a la trascendencia divina. Pero como cada una de ellas es única e irrepetible, también lo es su necesidad de coexistir libremente, de ser conocida, de ser amada por su Creador.

4ª. La *persona* humana, *acto de ser,* ha sido creada para conquistar la felicidad en la vida terrena y lograr la definitiva en la eterna. Cada cual está llamado a ocuparse de satisfacer sus necesidades espirituales para conseguir su plenitud (santidad, en cristiano) desarrollando sus virtualidades naturales (y sobrenaturales), sus talentos, dando los frutos esperados por el Creador, en su servicio y en el de los demás seres humanos, haciendo de sí mismo el ser personal que está llamado a ser con Dios y con los demás.

5ª. La *esencia* del hombre, constituida por el alma y por las potencias inmateriales (inteligencia y voluntad), es, por potencial respecto del acto de ser personal, deficiente. Por lo mismo, está llamada a crecer con desarrollo perfectivo. Quien la activa y desarrolla es el acto de ser, la persona, cada quién. Puede enriquecerse paulatinamente y sin término a través del desarrollo de los hábitos, de las virtudes y de la personalidad. Al adquirir esas perfecciones, el hombre se humaniza (humanización y personalización son crecimientos perfectivos humanos distintos porque hombre y persona no son equivalentes).

6ª. La *naturaleza* corpórea humana, en cambio, crece durante cierto tiempo y hasta cierto punto, tendiendo luego a la baja y terminando por corromperse y desaparecer, al menos en la vida presente. Al morir, la persona deja su naturaleza humana terrena y es acompañada por su inteligencia, su voluntad y su yo, los cuales participan de su felicidad personal, de su coexistencia libre, cognoscente y amante con Dios.

7ª. El *núcleo personal* está conformado por los radicales o trascendentales personales, es decir, perfecciones puras o activas susceptibles de ser más acto de lo que son, por tanto, de crecer en orden a Dios: la coexistencia personal libre, el conocer y el amar personales.

8ª. La *coexistencia humana* es plural. La *trascendental* o radical es exclusivamente respecto de Dios. Es la coexistencia *personal*. Además, desde su apertura coexistencial respecto del ser divino puede conocer algo del ser personal de las demás personas creadas en la medida en que Dios se lo manifieste. Coexistir significa co-ser, es decir, acompañamiento del ser. La persona humana también coexiste consigo a nivel íntimo; tal coexistencia es el ser ampliado por dentro, una intimidad abierta. En cambio, la coexistencia con el *mundo* y con las *demás personas* humanas es 'tipológica', es decir, manifestativa, no íntima o trascendental. No tiene apertura directa de su intimidad al ser personal íntimo de las demás personas. Tampoco al ser del universo.

9ª. La *libertad* es nuclear e íntima, distintiva de cada persona, hasta el punto de poder decir que cada quien es otra libertad. Polo la comprende como una referencia personal. La vincula al conocer y al amar personal, por lo que no cabe entenderla como una espontaneidad arbitraria y sin sentido. La libertad personal solo se puede emplear enteramente respecto del Dios personal, que puede aceptarla en su integridad.

10ª. El *conocer personal* es, como indica Juan Fernando Sellés, el ser que uno es, pero visto desde el punto de vista del conocimiento: conocer a nivel de ser. No es una propiedad de la razón o un acto o hábito adquirido suyo (se distingue de la inteligencia). Tampoco es un hábito noético innato, sino conocer como acto de ser. Es un radical o un trascendental personal cuyo tema es Dios. Dios es su tema porque solo él puede manifestarnos enteramente el sentido personal que somos. La persona no solo tiene conocer (sensible, racional...), sino que es conocer; cada quien es un conocer personal distinto.

11ª. El *amar personal* es un radical o trascendental personal; el acto de ser que es, que acepta ser quien es de cara a Dios: cada quien es un amar personal distinto. No se reduce a querer, sino que indica algo extra: es más que bien y es más que voluntad. Amar es aceptar, darse generosamente. La voluntad quiere aquello de lo que carece. El amar personal no es carente, sino desbordante, efusivo. No se ama porque se necesita, sino libremente. Su referente directo es Dios. Uno acepta a Dios y se entrega a Él y desde Él a las demás personas creadas. Pero como no podemos dar el ser (dejaríamos de ser) manifestamos nuestro amor mediante obras.

12ª. Las 'necesidades espirituales' hay que predicarlas: 1) Del acto de ser personal, los trascendentales personales. La persona humana 'necesita' coexistir con Dios, referir a Él su libertad, orientar a Él la búsqueda de su conocer personal y aceptarle amorosamente; 2) De la *esencia* del hombre. Como una persona creada no es la única criatura espiritual, 'necesita' 'aceptar', 'conocer' y referir su libertad y coexistir con las demás personas creadas. El hombre requiere desarrollar su inteligencia con hábitos; su voluntad, con virtudes; y su yo, madurando su personalidad de acuerdo con lo que es y está llamado a ser; es decir, en consonancia con su sentido personal propio, distinto, novedoso, irrepetible; 3) Están las 'necesidades naturales' o del cuerpo. El ser humano, observa Polo, nace débil, y por lo mismo, debe aprenderlo todo. Sus necesidades biológicas tienen que ser satisfechas. De ahí la importancia de la familia como el lugar donde la persona aprende a crecer y satisfacer sus necesidades naturales, aunque es obvio que los parientes más cercanos ayudan en la satisfacción de las 'necesidades psíquicas' mediante la educación. Es una escuela de coexistencia, en que los hijos aprenden a conducir su libertad en cada uno de sus actos humanos; a conocer al Creador y a las demás personas, de modo natural y por fe sobrenatural transmitida por sus padres; a saberse amados incondicionalmente y llamados a la entrega de sí en el amor. Es claro que las ciencias de la salud tienen como tema las necesidades corpóreas.

13ª. La *filiación* es la clave que describe al acto de ser de la persona humana, del espíritu. El acto de ser personal humano es hijo porque una coexistencia libre referida a Dios, un conocer personal que busca su sentido personal en Dios, y un amor aceptante del ser divino. No son otra cosa que ser hijo de Dios. Esa filiación divina es *natural* y puede ser elevada de modo *sobrenatural* por Dios (a eso responde el Bautismo en cualquiera de sus formas; la elevación implica vivir en Cristo –su misma vida– de cara al Padre por el Espíritu Santo, es decir, vivir en la intimidad trinitaria).

14ª. Desde la intimidad personal humana se forja libremente la humanidad de los hombres gracias al desarrollo de la inteligencia y de la voluntad guiadas por la sindéresis; eso redunda en la vida en la familia, y demás manifestaciones humanas (Polo, 2015).

15ª. Por ser primariamente el ser humano coexistencia libre, conocer y amar respecto de Dios, secundariamente es un salir hacia las demás personas y criaturas en búsqueda del Destinatario de sus manifestaciones, creciendo en ellas de forma irrestricta al ir conociendo, amando y ejerciendo su libertad personal de acuerdo al encargo recibido y aceptado.

16ª. En dicho progreso es importante no quedarse en el sentimentalismo, que la espiritualidad lo integre y desarrolle las ideas y los principios.

17ª. En relación al *estado del arte de la enfermería*, con el objetivo de estudiar el cuidado espiritual que otorga la enfermera, desde la experiencia de las propias enfermeras, se llevó a cabo, en la literatura de enfermería, un estudio de la evidencia científica que reveló los siguientes aspectos claves:

a) *El cuidado espiritual mejora la calidad de vida del enfermo*, es necesario darlo e incorporarlo en el cuidado de enfermería; se considera un componente clave de la enfermería holística. Ayuda a encontrar propósito.

b) *La madurez y profesionalismo de las enfermeras son fundamentales en su relación con el enfermo*. Ellas deben ser conscientes de que cada paciente es único y de que están en una buena posición para entregar este cuidado; su papel es facilitador, pero confuso.

c) La falta de tiempo es una barrera para favorecer el cuidado espiritual. Por lo tanto, es necesario documentar su importancia e impartir formación en esta materia.

d) Si la espiritualidad es relevante en atención de enfermería, *la enfermera puede ser un modelo del comportamiento espiritual.*

2. Conclusiones

Estos aspectos nos llevan a concluir lo siguiente:

El cuidado espiritual en enfermería es una parte valiosa de la atención del paciente que mejora su calidad de vida. Puede estar influenciado por la cultura y ayuda a encontrar significado y propósito en tiempos de enfermedad. Hay confusión acerca del concepto de espiritualidad y el papel de la enfermera en el cuidado espiritual. La espiritualidad es relevante en todas las áreas del cuidado de enfermería; se relaciona con las cosas profundas e importantes en la vida y afecta la manera en que los pacientes luchan con sus problemas de salud.

Recomendaciones de la investigación para una aportación eficaz a la atención de la dimensión espiritual por parte de la enfermera contemporánea.

a) Dado que las prácticas de enfermería se han centrado cada vez más en el tratamiento de la persona, incluidos los ámbitos físico, mental, social y espiritual, y *puesto que, entre ellos, el dominio espiritual es el más desestimado, debe prestársele más atención, ya que es la dimensión superior del ser humano.*

b) *Reconocer la importancia de la educación para el cuidado espiritual permitiría aumentar su valoración a través del uso de medidas para aplicarla en el proceso de enfermería.* Además, teniendo en cuenta la influencia de la dimensión espiritual, sería económicamente más factible, a largo plazo, garantizar el mantenimiento de una plantilla adecuada para que las enfermeras dispongan del tiempo suficiente con los pacientes, para atender sus necesidades espirituales.

c) *Favorecer el cuidado espiritual, por parte de enfermería, de modo que ayude a aliviar la angustia espiritual de un paciente.* La literatura de enfermería refleja una falta de orientación sobre la forma de entregar el cuidado espiritual. Los estudios sugieren que los pacientes y las enfermeras se acercan durante la prestación de cuidados espirituales, que las profesionales de la enfermería tienen recursos que utilizan para prepararse y entregarlos, y que brindar atención espiritual puede tener un costo emocional. Estos hallazgos tienen implicaciones para la práctica de la enfermería, la educación y la investigación en enfermería.

d) *Debido a que, de acuerdo con las enfermeras, las necesidades espirituales son más pronunciadas en los pacientes con enfermedades terminales*, el cuidado espiritual es en esta fase debe ser una parte relevante de la función de enfermería. En ausencia de una herramienta de evaluación estandarizada, la mayor parte indicó que la evaluación espiritual se inicia desde el paciente o su familia, mientras que otras afirmaron que el primer movimiento se basa en las señales del paciente y requiere "escuchar"' y "observación". Estas señales incluyen las interacciones de los pacientes con enfermeras, familiares y otros visitantes, patrones de sueño, dolor físico y angustia emocional.

e) Si bien las enfermeras no pueden satisfacer las necesidades espirituales en todos los casos, porque algunos pacientes no se sienten cómodos participando en una relación afectiva y de confianza con ellas, *como en general se reconoce que existe una dimensión espiritual a la atención a los pacientes, hay que propender progresivamente a su cuidado,* aunque la evaluación de la espiritualidad sigue siendo problemática. Una de las dificultades es la ausencia de un conjunto común de características definitorias: significa diferentes cosas para diferentes personas.

f) Como es evidente que la capacidad de cada enfermera para proporcionar una atención espiritual y participar de manera efectiva con sus pacientes podría verse afectada por los diferentes puntos de vista de sus compañeras, *se debe atender a la mejora aunada para trabajar en equipo.* La naturaleza del entorno hospitalario en sí causa dificultades; la baja prioridad dada a la espiritualidad se ha relacionado con la falta de una definición de lo qué es y sus atributos La percepción que algunas personas tienen de que la espiritualidad es sinónimo de religión ha inhibido que sea vista como una preocupación de la atención sanitaria. Por otra parte, su carácter subjetivo e intangible significa que no puede ser validada por el paradigma positivista que proporciona la base de la mayor atención de la salud contemporánea hoy. Contra una visión biomédico positivista y rígida de la salud, las preocupaciones espirituales a menudo son ignoradas. En consecuencia, el enfoque en entornos de atención aguda sobre las preocupaciones físicas urgentes significa que las sutilezas de la atención integral al final de la vida pueden ser pasadas por alto.

g) Puesto que solo unos pocos autores reconocen que las propias creencias espirituales y culturales de la enfermera pueden influir en la forma en que él/ella aborda el cuidado espiritual, *conviene atender más a esta relevante temática.* En efecto, se suele considera que las experiencias mentales, sociales y espirituales deben pesar en la práctica de la atención al paciente y que esta visión rara vez se considera en la literatura. Se debe alentar a las enfermeras a "comprender" las creencias personales, a fin de estar abiertas a las preocupaciones espirituales de los pacientes.

h) Dado que los pacientes, hoy en día, pasan períodos más cortos en el hospital que en el pasado, y esto reduce la oportunidad y el tiempo de las enfermeras para establecer, desarrollar y mantener fuertes relaciones terapéuticas con ellos basándose en la premisa de "saber del paciente", *hay que desarrollar la formación antropológica en las enfermeras, para que puedan ser más eficaces.*

i) Ya que por su propia naturaleza, el cuidado de la dimensión espiritual de un individuo es complejo y no puede ser fácilmente medido en términos cuantificables, el aumento significativo de información sobre la espiritualidad en la literatura de enfermería en los últimos 10 años sugiere *favorecer una creciente conciencia e interés en el concepto de enfermería holística.*

j) La evaluación espiritual es parte de un examen de la salud integral y en la mayoría de las organizaciones de la salud normalmente se completa al momento del ingreso. Sin embargo, las preocupaciones espirituales a menudo se atienden una vez cubiertas las necesidades físicas del paciente. Con todo, como una valoración espiritual de alta calidad requiere hacer las preguntas correctas y la capacidad de entrar en un espacio revelador al lado del paciente; *hacer preguntas significativas y tener la valentía de escuchar los pensamientos personales del paciente son componentes integrales de una evaluación espiritual.*

k) Si, como se acaba de indicar, el cuidado espiritual bien hecho incluye preguntas significativas, *conviene estar dispuesto a escuchar y entrar en "espacios sagrados" con los pacientes y las familias en momentos cruciales.* Recuérdese que la atención espiritual al final de la vida, es una voluntad de ir más allá.

l) Cuando el bienestar espiritual se asocia con la disminución del dolor, el estrés y el sufrimiento emocional, *la preparación de la enfermera para la provisión de la atención espiritual es un componente esencial.*

m) Si el enfoque en el paciente individual y el desarrollo de una relación que permita satisfacer sus necesidades espirituales únicas son altamente valorados, *se requiere crear una cultura en la que las enfermeras y otros profesionales de la salud involucrados en la atención al paciente puedan compartir su experiencia y discutir cómo se puede documentar.*

n) Como hace falta consenso y aclarar definiciones de atención de enfermería espiritual para que todas las enfermeras puedan articular y documentar el cuidado que brindan antes de que proporcionen intervenciones adecuadas a través del proceso de enfermería, o enseñen a otras enfermeras cómo implementarlo, *convendría perfilar un lenguaje preciso y común para describir la experiencia y establecer límites acordados.*

o) Si el cuidado espiritual de la enfermera tiene muchos componentes interdependientes debe trabajar para establecer una interacción especial enfermera-persona, en ese proceso evolutivo, individualizado, que se basa en las características únicas de la enfermera, la persona y el medio ambiente. *Solo con el mutuo conocimiento y confianza es pertinente que la enfermera ayude a una persona a estar lista para el cuidado espiritual creando un ambiente seguro basado en una evaluación precisa de necesidades.* Esta atmósfera surge no tanto por técnicas específicas como por el uso de las enfermeras de la presencia, tranquilidad y cuidado; se trata de escuchar y las habilidades de comunicación se consideran muy importantes, así como estar en sintonía con la persona y el medio ambiente.

p) Como el entorno hospitalario tradicional a menudo no favorece ni apoya mucho el cuidado espiritual, sin embargo, *puede variar positivamente cuando el cuidado espiritual está presente.*

q) Si bien es bueno que las enfermeras reconozcan sus carencias en relación al cuidado espiritual, *hay que capacitarlas para implementarlo* antes, durante, después de la ayuda en la satisfacción de las necesidades físicas, psíquicas y sociales en la atención holística de enfermería.

r) En orden a esa capacitación *conviene organizar talleres en los centros asistenciales y en las universidades,* acerca de la importancia de que la enfermera reconozca y valore su espiritualidad, de acuerdo con su trabajo profesional.

s) Si se enseña a las enfermeras y a los estudiantes cómo proporcionar el cuidado espiritual, *podrán entender mejor su significado y será más probable que atiendan a los pacientes con empatía, dignidad y respeto.*

t) A fin de encaminar a los enfermeros hacia la prestación de asistencia destinada a tareas de atención integral, incluyendo el tiempo necesario para entregarla, *se debe prestar atención a la formación continua y el compromiso organizacional.* Esto puede ser alcanzable con la investigación de modelos alternativos de atención de enfermería y el apoyo de los programas de educación basados en la evidencia para mejorar las habilidades en este aspecto crucial de la atención (Keall, *et al.*, 2014).

u) Aunque muchas enfermeras consideran que la asistencia espiritual es importante, no suele estimarse prioritaria, porque se cree que los aspectos físicos son más perentorios y, por lo tanto, necesitan ser asistidos en primer lugar (Moraes, *et al.*, 2015). En consecuencia, como las enfermeras requieren experiencia profesional y educación específica para tener los conocimientos y habilidades para el cuidado espiritual (Baldacchino, 2006), es conveniente que se reconozca que su formación influye en la prestación de esa atención y en la capacidad de practicarla (Ronaldson 2012).

v) Si bien el sufrimiento espiritual y existencial al final de la vida no puede ser totalmente mitigado, las enfermeras pueden aliviar algo la soledad de sus pacientes. Para ello *es recomendable más investigación (tanto cualitativa como cuantitativa) para descubrir cómo pueden ellas proporcionar atención espiritual y existencial a los moribundos en la práctica diaria* (Kociszewiski, 2004).

w) La importancia de cuidar la espiritualidad de los pacientes y su impacto positivo en la salud es evidente, a pesar de la falta de consenso en cuanto a su definición. En consecuencia, *se requiere superar las barreras que existen para aplicar ese cuidado.*

x) En el último capítulo, el cuarto, se hace el aporte de los contenidos de la antropología trascendental que se han estudiado con el fin de favorecer el diálogo con las ciencias de la enfermería, en aras de hacer una propuesta de cuidado espiritual en la cual se muestra que este cuidado es el fundamento del Proceso de Atención de Enfermería.

Es en esta atención integral en donde el profesional de enfermería cuida las dimensiones física, psíquica, espiritual y social del paciente. La clave de este quehacer será *ayudar al enfermo a crecer como persona, a coexistir libremente, a conocer y amar, a reparar en su espíritu o núcleo personal*; con esto el enfermo podrá considerar su proyecto personal en el tiempo de enfermedad. La persona humana, mediada por el cuidado espiritual de la enfermera, profundizará en el sentido de su vida, conseguirá fortalecerse, factor muy positivo en la recuperación de la salud y/o trascender hacia la eternidad.

La metodología del cuidado se lleva a cabo en el marco del "Modelo de relación interpersonal entre la enfermera y la persona/familia cuidada" (Saracíbar, 2009). Se muestran contenidos profundos a la luz de L. Polo, como es filiación: fundamento de la persona humana. La persona humana es única. En ese contexto de novedad se trata el misterio del dolor como parte importante de la espiritualidad.

Se centra la propuesta del proyecto de cuidado espiritual en las etapas de valoración, diagnóstico y evaluación a través de un caso clínico. Lo medular está constituido por sugerencias de resultados esperados por la enfermera apuntando a la ayuda en la satisfacción de las necesidades espirituales del paciente que se deducen de los trascendentales del acto de ser o espíritu o intimidad de la persona; coexistencia libre, conocer y amar personales y a intervenciones de enfermería para el cuidado de cada perfección del núcleo personal o espíritu de la persona.

Así, se ofrece a las enfermeras un estudio en el cual se comienza por demostrar la importancia de la espiritualidad entregando nociones de esta dimensión, siguiendo con una mirada muy clarificadora de lo que es la espiritualidad gracias a la base científica con que la ilumina L. Polo, para luego llevar a cabo una revisión sistemática de la literatura contemporánea en donde se observa la necesidad de favorecer el encuentro interdisciplinario entre la enfermería y la antropología filosófica y aplicarlo en un cuidado espiritual inserto en el marco del "Modelo de relación interpersonal entre la enfermera y el paciente" (Saracíbar, 2009).

BIBLIOGRAFÍA

AAVV. (2018). Primero familia, segundo educación. *Studia Poliana*(20), 94-95.

Adriaanse, H. (1992). *Penser la religion: recherches en philosophie de la religion*. Paris: Beauchesne.

Agustín, S. (2013). *Las Confesiones* (compilador Ayllón, J. R.). (Vol. 836). Madrid: Palabra.

Ahedo, I. (2010). El conocimiento de la naturaleza humana desde la sindéresis: estudio de la propuesta de Leonardo Polo. *Cuadernos de Anuario Filosófico*(223).

Akgün, Z., & Kardas, F. (2016). Spirituality and spiritual care: A descriptive survey or nursing practices in Turkey. *Contemporary Nurse, 52*(4), 454-461.

Albaugh, J. (2003). Spirituality and life-threatening illness: A phenomenological study. *Oncology Nursing Forum, 30*(4), 594-598.

Alridge, D. (2005). Spirituality and medicine: complementary perspectives. *Spirituality and Health International, 6*(2).

Arancibia, M. D. (2016). Hermenéutica del dolor según Leonardo Polo. *Miscelánea Poliana*(55).

Armendáriz Azcárate, J. M. (2017). *Médico de los Pobres, Antonio Rendic Ivanovic*. Antofagasta: Corporación Cultural Andrés Sabella.

Armendáriz Azcárate, J. M. (1987). *Solzhenitsyn: el dedo en la llaga*. Santiago de Chile: Andrés Bello.

Armendáriz, M. (2015). Las necesidades espirituales de la persona humana, un estudio desde la antropología trascendental de L. Polo. *Cuadernos de Pensamiento Español Nº 57*. Pamplona: Servicio de Publicaciones Universidad de Navarra.

Babler, J. (1997). A comparison of spiritual care provided by hospice social workers, nurses, and spiritual care professionals. *The Hospice Journal*(12).

Bailey, M. M. (2009). Creating a spiritual tapestry: Nurses' experiences of delivering spiritual care to patients in an Irish hospice. *International Journal of Palliative Nursing, 15*(1), 42-48.

Balboni, T., Balboni, M., Paulk, ME. *et al.* (2011). Support of cancer patients' spiritual needs and associations with medical care costs at the end of life. *Cancer.*

Baldacchino, D. (2002). Anxiety, depression and spiritual coping strategies of Maltese patients with miocardial infarction. *Unpublished PhD Thesis, Univesrsity of Hull.* Yorkshire, UK.

Baldacchino, D. (2003). *Spirituality in illness and care.* Malta: Veritas Press.

Baldacchino, D. (2006). Nursing competencies for spiritual care. *Journal of Clinical Nursing., 15*(7), 885-896.

Baldacchino, D. (2008). Spiritual care: is it the nurses' role? *Spirituality and Health International, 9*(4), 270-284.

Bauer, T., & Barron, C. (1995). Nursing interventions for spiritual care: preferences of the community-based elderly. *Journal of Holistic Nursing, 13*(3).

Baumann, S., & Englert, R. (2003). A comparison of three views of spirituality in oncology nursing. *Nursing Science Quarterly, 16*(1).

Bay, P. I. (2010). The effect of spiritual retreat on nurses' spirituality: A randomized controlled study. *Holistic Nursing Practice, 24*(3).

Belcher, A., Griffiths, M. (2005). The spiritual care perspectives and practices of hospital nurses. *Journal of Hospice and Palliative Nursing, 7*(5).

Benedicto XVI (15 de octubre de 2012). Mensaje para la Cuaresma 2013. *Mensaje.* Vaticano.

Benedicto XVI (29 de junio de 2009). Caritas in Veritate. *Encíclica.* Vaticano.

Benedicto XVI (30 de noviembre de 2007). Spe Salvi. *Encíclica.* Vaticano.

Bermejo, J. C. (2021). Compasión. *Etica, Humanismo y Sociedad, 14*(3), 139.

Bermejo, J. C. (2021). Espiritualidad y Salud. *SalTerrae.*

Bianchi, R. I. (2010). *Espiritualidad y práctica clínica.* Obtenido de https://docplayer.es.

Biblia. (2004). *Hebreos 1, 1-3* (Vol. 1). Eunsa.

Biblia. (2004). *Hechos de los Apóstoles* (Vol. 5). Eunsa.

Bicentenario, C. d. (2010). *Antonio Rendic, médico de los pobres.* Recuperado en agosto de 2022, de www.periodicoencuentro.cl.

Binetti, P. (2002). Sufrimiento espiritual. *La solidaridad de los hijos de Dios, acta IX Congreso "La grandeza de la vida corriente"*. Roma: EDUSC 2003.

Biro, A. (2012). Creating conditions for good nursing by attending to the spiritual. *Journal of Nursing Management, 20*(8), 1002-1011.

Blaber, M., Jone, J., & Willis, D. (2015). Spiritual care: Which is the best assessment tool for palliative settings? *International Journal of Palliative Nursing*(21).

Boecio. (s.f.). *De Consolatione Pholosophiae, 1.I, pr. 6, PL MG, 63, 653, A*

Boston, P., Bruce, A., Schreiber, R. (2011). Existential suffering in the palliative care setting: an integrated literature review. *Pain Symptom Manage, 41*(3), 604-618.

Bowker, G. (2016). *Slightly Foxed*. Londres.

Bradshaw, A. (1994). *Lighting the Lamp: The Spiritual Dimension of Nursing Care*. London, UK: Scutari Pres.

Bruce, A., Schreiber, R., Petrovskaya, O., y Boston, P. (2011). Longing for ground in a ground (less) world: a qualitative inquiry of existential suffering. *BMC Nurse, 10*(1).

Bruce, E. (May/June 1998). How can we measure spiritual well-being? *Journal of Dementia*.

Burkhardt, M. (1989). Spirituality: an analysis of the concept. *Holistic Nursing Practice, 3*(3).

Burkhart, Hogan. (2008). An experiential theory of spiritual care in nursing practice. *Quality Health Research, 18*(7), 928-938.

Burkhart, MA., Nagai-Jacobson, MG. (2002). *Spirituality: Living our connectedness*. Albany, New York, USA: Delmar Thomson Learning.

Burnard, P. (1988). The spiritual needs of atheists and agnostics. *The Professional Nurse*(12).

Caffarra, C. (2010). *Ética general de la sexualidad*. Pamplona: Ediciones Internacionales Universitarias, Barcelona, de la Universidad de Navarra.

Caldeira, S., Carvalho, E.C., & Vieira, M. (2013). Spiritual distress-proposing a new definition and definning characteristics. *International Journal of Nursing Knowledge*(24).

Carr, T. (2008). Mapping the processes and qualities of spiritual nursing care. *Qualitative Health Research, 18*(5).

Carroll, B. (2001). A phenomenological exploration of the nature of spirituality and spiritual care. *Mortality, 6*(1), 81-98.

Carson, V. (1989). *Spiritual dimensions of nursing practice.* Philadelphia: Saunders.

Carson, V. (2011). What is the essence of spiritual care? *Journal of Christian Nursing, 28*(3).

Cawley, M. (1997). An exploration on the concept of spirituality. *International Journal of Palliative Care*(3).

Chadwick, R. (1973). Awareness and preparedness of nurses to meet spiritual needs. *Nurses Lamp*(22).

Chan, M. (2009). Factors affecting nursing staff in practising spiritual care. *Journal of Clinical Nursing*(18), 1666-1673.

Chan, M. (2010). Factors affecting nursing staff in practising spiritual care. *Journal of Clinical Nursing, 19*(15-16), 2128-2136.

Chan, MF., Chung, LYF., Lee, ASC, Wong, WK., Lee, GSC., Lau, CY. Lau, WR, Hung, TT., Liu, ML., & Ng JWS. (2006). Investigating spiritual care perceptions and practice patterns in Hong Kong nurses: Results of a cluster analysis. *Nurse Education Today*(26), 139-150.

Chapman, R.T., & Grossoehme, H.D. (2002). Adolescent patient and nurse referrals for pastoral care: A comparison of psychiatric vs. medical-surgical populations. *Journal of Child and Adolescent Psychiatric Nursing*(15).

Chiu, L., Emblen, J., Van Hofwegen, L., Sawatzky, R., & Meyhoff, H. (2004). An integrative review of the concept of spirituality in the health sciences. *Western Journal of Nursing Research*(26).

Choperana Armendáriz, Ana (2014). *Memorias de enfermeras en la Guerra Civil Americana: de la dimensión doméstica a la profesional.*

Chung, YFL., Wong, KYF., & Chan, MF. (2007). Relationship of nurses' spirituality to their understanding and practice of spiritual care. *Journal of Advanced Nursing, 58*(2), 158-170.

Clarke, CC., Cross, JR., Deane, DM., Lowry, LW. (1991). Spirituality: integral to quality care. *Holistic Nursing Practice Journal, 5*(3).

Clarke, J. (2009). Religion and spirituality: a discussion paper about negativity, reductionism and differentiation in nursing texts. *International Journal of Clinical Nursing*(18), 1666-1673.

Clifford, B.S., & Gruca, J.A. (1987). Facililtating spiritual care in rehabilitation. *Rehabilitation Nursing*(12), 331 333.

Cobb, M., & Robshaw, V. (1998). *The spiritual challenges of health care.* Edinburgh, UK: Churchill Livingstone.

Colliton, M. (1981). The spiritual dimensions of nursing. *Clinical Nursing*, 901-1012.

Conco, D. (1995). Christian patients' view of spiritual care. *Western Journal of Nursing Research*(17).

Cooper, K.L., & Chang, E. (2016). Undergraduate nurse students' perspectives of spiritual care education in an Australian context. *Nurse Education Today*(44).

Corazón, R. (2007). *Filosofía del trabajo*. Madrid: Rialp.

Coreth, E. (2006). *Dios en la historia del pensamiento filosófico*. Sígueme.

Cornette, K. (1997). For whenever I am weak, I am strong.... *International Journal of Palliative Nursing*(3).

Courtney Sellers S., & Haag BA. (1998). Spiritual nursing interventions. *Journal of Holistic Nursing*(16).

Crotty, M. (1996). *Phenomenology and nursing research*. Melbourne: Churchill Livingstone.

Cumming, A. (1993). Clinical spiritual care. Patients' access to hospital chaplains. *Nursing Standard*(8).

Cusveller, B. (1998). Cut from the right wood: spiritual and ethical pluralism in professional nursing practice. *Journal of Advanced Nursing*(28).

Davitz, L.J., & Pendleton, S.H. (1969). Nurses' inferences of suffering. *Nursing Research, 18*(2), 100-107.

Deal, B. & Grassley, J. (2012). The lived experience of giving spiritual care: a phenomenological study of nephrology nurses working in acute and chronic hemodialysis settings. *Nephrology Nursing Journal, 39*(6), 471-481, 496, quiz 482.

Deal, B. (2010). A pilot study or nurses' experience in giving spiritual care. *Qualitative Report, 15*(4), 852-863.

Delgado, C. (2005). A discussion of the concept of spirituality. *Nursing Science Quarterly*(18), 157-162.

Delgado, C. (2015). Nurses' spiritual care practices: Becoming less religious? *Journal of Christian Nursing, 32*(2), 116-122.

Delgado-Guay MO, Hui D, Parsons HA *et al.* (2011). Spirituality, religiosity, and spiritual pain in advanced cancer patients. *Journal of Pain Symptons Management, 41*(6).

Dennis, P. (1991). Components of spiritual nursing care from de nurses' perspective. *Journal of Holistic Nursing, 9*(1), 27-42.

Dettmore, D. (1985). Nurses' conceptions of and practices in the spiritual dimension of nursing. *Unpublished doctoral dissertation, Teachers College, Columbia University*. Ithaca, NY.

Díaz, C. (2004). La antropología de E. Mounier. En AAVV. Sellés, *Propuestas antropológicas del s.XX* (pp. 137-162). Pamplona: Eunsa.

Dickinson, C. (1975). The search for spiritual meaning. *Am I Nurse, 75*(10).

Donahue, M. (1989). *Historia de la Enfermería*. Madrid: Harcourt.

Dossey, LK., Guzzetta, CE., & Kolkmeier, LG. (1995). *Holistic Nursing*. Maryland, USA: Aspen Publishers Inc.

Draper, P., & McSherry, W. (2002). A critical view of spirituality and spiritual assessment. *Journal of Advanced Nursing, 39*(1), 1-2.

Dyson, J., Cobb, M., Forman, D. (1997). The meaning of spirituality: a literature review. *Journal of Advanced Nursing, 26*(6), 1183-1188.

Ebright, PR., Patterson, ES., Chalko, BA., & Render, ML. (2003). Understanding the complexity of registered nurse work in acute care settings. *Journal of Nursing Administration*(33).

Edwards, A., Pang, N., Shiu, V., *et al*. (2010). Review: The understanding of spirituality and the potential rol of spiritual care in end-of-life and palliative care: A meta study of qualitative research. *Journal of Palliative Medicine, 24*(8).

Ellis, H., & Narayanasamy, A. (2009). An investigation into the role of spirituality in nursing. *British Journal of Nursing*(18).

Emblen, J. (1992). Religion and spirituality defined according to current use in the nursing literature. *Journal of Professional Nursing*.

Emblen, J.D., & Halstead, L. (1993). Spiritual needs and interventions: comparing the view of patients, nurses, and chaplains. *Clinical Nurse Specialist*.

Enfermería, D. d. (2022). *Enfermería Actual*. Obtenido de https//enfermeriaactual.com.

Escrivá de Balaguer, J. (1977). El trato con Dios, cap. 9, punto 143. En *Amigos de Dios*.

Escrivá de Balaguer, J. (2002). Amar al mundo apasionadamente. En *Conversaciones con Monseñor Escrivá de Balaguer*. Rialp.

Escrivá de Balaguer, J. (s.f.). *Camino* .

Escuela catedralicia. (s.f.). Obtenido de www.wikipedia.org.

Española, R. A. (2014). *Diccionario RAE*.

Española, R. A. (2021). *Diccionario RAE.*

Falgueras, I. (1999). Hombre y destino. *Studia Poliana*(1), 128-133.

Fernández-García, M. S. (2 de febrero de 2022). Ética del cuidado en Leonardo Polo. *Studia Poliana*(24), 85-102.

Fitchett, G. M. (2000). Spiritual care in the hospital: who requests it? Who needs it? *Journal of Pastoral Care, 54*(2).

Foster, T., Hawkins, J. (2005). The therapeutical relationship: dead or merely impeded by technology? *Bristish Journal of Nursing, 14*(13).

Foucault, M. S. (2004). *L'art de soigner en soins palliatifs: perspectives infirmières*. Obtenido de site.ebrary.com/id/10176901.

Francisco. (19 de marzo de 2016). Amoris Laetitia. *Exhortación Apostólica sobre el Amor en la Familia (Capítulo IV).*

Frankl, V. (1946). *El hombre en busca de sentido*. Herder.

Frankl, V. (1979). *Homo Patiens*. Brezzo di Bodero.

Frankl, V. (1998). *La voluntad de sentido*. Herder.

Frankl, V. (2000). *En el principio era el sentido*. Paidós Ibérica.

Frankl, V. (2018). *Logoterapia y análisis existencial*. Herder.

Fry, A. &. (1996). The spritual dimension: its importance to the nursing care of older people. *Geriaction, 14*(4).

Fuster Camp, I. (2014). El comenzar y el destinarse de la persona humana. La cuestión de Dios después de Auschwitz. *Anuario Filosófico, 47*(2), 474-476.

Gambra, R. (1973). *Historia sencilla de la filosofía*. Rialp.

García López, J. (2007). El alma humana y otros escritos inéditos. *Cuadernos de Anuario Filosófico*, 48-66.

García, J. (2004). Sobre la antropología de Levinas. En AAVV. Sellés, *Propuestas antropológicas del s.XX*. Pamplona, España: Eunsa.

Gaynor, L., Gallasch, T., Yorkston, E., Stewart, S., Bogossian, F., Thompson, J., Stewart, L., Anatasi, J., Kelly, J., Barnes, L., Glover, P., & Turner, C. (2007). The future nursing workforce in Australia: baseline data for a prospective study of the profile, attrition rates and graduate outcomes in a contemporary cohort of undergraduates. *Australian Journal of Advanced Nursing*(25).

George, LK., Larson, LB., Koenig, HG., McVullough, ME. (2000). Spirituality and health: what we know, what we need to know. *Journal of Social and Clinical Psychology, 19*(1).

Gerbhart, M. (2008). Rehabilitation nurses' experiences providing spiritual care. *Spirituality and Health International*(9).

Gijsberts, MJ., Echteld, MA., van der Steen, J., Muller, MT, Otten, R., Ribbe, MW., & Deliens, L. (julio de 2011). Spirituality at the end of life: conceptualization of measurable aspects - a systematic review. *Journal of Palliative Medicine*, 852-863.

Giske, T. & Cone, P. (2015). Discerning the healig path - How nurses assist patients spirituality in diverse health care settings. *Journal of Clinical Nursing, 24*(19-20), 2926-2935.

Giske, T. (2012). How undergraduate nursing students learn to care for patients spiritually in clinical studies: A review of literature. *Journal of Nursing Management, 20*(8).

González, A. (1996). Persona y naturaleza en la ética de L. Polo. *Anuario Filosófico, XXIX*(3), 665-679.

Goñi Zubieta, C. (2002). *Historia de la filosofía antigua*. Palabra.

Gordon, M. (agosto 1976). Nursing diagnoses and the diagnostic process. *The American Journal of Nursing, 76*(8), 1298-1300.

Gordillo, L. (2004). Buber, un humanista tascendental. En AAVV. Sellés, *Propuestas antropológicas del s.XX* (pp. 197-219). Pamplona: Eunsa.

Grant, D. (2004). Spiritual interventions: how, when, and why nurses use them. *Holistic Nursing Practice*(18).

Greenstreet, W. (1999). Teaching spirituality in nursing: a literature review. *Nurse Education Today*(19), 649-658.

Guardini, R. (1997). *La existencia del cristiano*. Madrid, BAC.

Halm, MA., Myers RN., & Bennetts, P. (2000). Providing spiritual care to cardiac patients: assessment and implications for practice. *Critical Care Nurse*(20).

Harding, RH., & Bishop, SM. (2010). *Logical reasoning in nursing theorists and their work*. Maryland Heights, MO: Mosby Elsevier.

Harkreader, H., & Hogan, M.A. (2004). *Fundamentals of nursing: caring and clinical judgement*. St. Louis MO: Saunders.

Harrington, A. (1995). Spiritual care; what does it mean to RN's? *Australian Journal of Advanced Nursing*(12).

Harrison, J. (1993). Spirituality and nursing practice. *Journal of Clinical Nursing*(2).

Hellman, A.N., Williams, W.E., & Hurley, S. (2015). Meeting spiritual needs: A study using Spiritual Care Competence Scale. *Journal of Christian Nursing, 32*(4), 236-241.

Hernández, J. (1995). *Historia de la Enfermería. Un análisis histórico de los cuidados de enfermería.* Madrid: Interamericana McGraw Hill.

Herranz, G. (1977). Sin miedo a la vida y sin miedo a la muerte. Palabaras de san Josemaría a médicos y enfermos. En AA.VV., *En memoria de Mons. Escrivá de Balaguer.* Pamplona: Eunsa.

Highfeld, M.F., & Cason, C. (junio 1983). Spiritual needs of patients: are they recognized? *Cancer Nursing*, 187 192.

Highfield, M. (1992). Spiritual health of oncology patients. Nurse and patient perspectives. *Cancer Nursing, 6*(3).

Hollins, S. (2005). Spirituality and religion: exploring the relationship. *Nursing Management*(12).

Hospitales. (s.f.). Obtenido de www.wikipedia.org.

Hubbel, S. *et al.* (2006). Spiritual care practices of nurse practitioners in federally designated areas of North Carolina. *Journal of the American Academy of Nurse Practitioners., 18*(8), 379-385.

Hungelmann, JA., Kenkel-Rossi, E., Klasen, L., & Stollenwerk, RM. (November/December 1996). Focus on spiritual well-being: harmonious interconnectedness of mind-body-spirit. Use of the JAREL spiritual well-being scale. *Geriatric Nursing.*

Izaguirre, J. (2007). Una antropología trascendental para la educación. La acción educativa según el pensamiento de L. Polo. *Cuadernos de Anuarios Filosófico. Serie Universitaria.*

Jackson, C. (2011). Addressing spirituality: A natural aspect of holisitc care. *Holistic Nursing Practice, 25*(1), 3-7.

Jomain, C. (1987). *Morir en la ternura.* Ediciones Paulinas.

Juan Pablo II. (10 de noviembre de 1994). Tertio Millenio Adveniente. *Carta Apostólica.* Vaticano.

Juan Pablo II. (11 de febrero de 1984). Salvifici Doloris . *Carta Apostólica.* Vaticano.

Juan Pablo II. (14 de septiembre de 1998). Fides et ratio, nn 52, 55. *Encíclica.* Vaticano.

Juan Pablo II. (25 de marzo de 1995). Evangelium Vitae. *Encíclica.* Vaticano.

Juan. (s.f.). Evangelio.

Kale, S. (2011). Perspectives on spiritual care at Hospice Africa Uganda. *International Journal of Palliative Care Nursing, 17*(4).

Kalish, N. (2012). Evidence-based spiritual care: a literature review. *Current Opinion in Supportive and Palliative Care*(6), 242-246.

Keall, Clayton, & Butow. (2014). How do Australian palliative care nurses address existential and spiritual concerns? Facilitators, barriers and strategies. *Journal of Clinical Nursing, 23*(21-22), 3197-3205.

Kendall-Raynor, P. (2009). Prayer row sparks calls for clear guidance on spirituality in care. *Nursing Standard, 23*(23).

Kiaei, Zakaria, *et al.* (2015). Spirituality and spiritual care in Iran: Nurses' perceptions and barriers. *International Nursing Review, 62*(4).

Kisvetrova, H., Klugar, M., & Kabelka, L. (2013). Spiritual support interventions in nursing care for patients suffering death anxiety. *International Journal of Palliative Nursing*(19).

Knight, M., Field, D. (1981). A silent conspiracy: coping with cancer patients on an acute surgical ward. *Journal of Advanced Nursing, 6*(3).

Kociszewski, C. (2003). A phenomenological pilot study of the nurses' experience providing spiritual care. *Journal of Holistic Nursing, 21*(2), 131-148.

Kociszewski, C. (2004). Spiritual care: a phenomenologic study of critical nurses. *Heart & Lung, 33*(6), 401-411.

Koenig, H. (2002). Religion, congestive heart failure and chronic pulmonary disease. *Journal of Religions and Health*.

Koenig, H. (2008). Concerns about measuring "spirituality" in research. *The Journal of Nervous and Mentl Disease., 21*(2), 131-148.

Koslander, T. &. (2005). How the spiritual dimension is adressed in psychiatric patient-nurse relationship. *Journal of Advanced Nursing*(51).

Kyngäs, Mikkonen, Kääriäinen. (2020). *The aplication of content analysis in nursing research*. Springer.

Labun, E. (1988). Spiritual care: an element in nursing care planning. *Journal of Advanced Nursing*(13).

Legere, T. (1984). A spirituality for today. *Studies in Formative Spirituality*(5), 375-385.

Li-Fen Wu, Hui-Chen Tseng, Yu-Chen Liao. (2016). Nurse education and willingness to provide spritual care. *Nurse Education Today, 38*, 36-41.

Llano, A. (1988). *La nueva sensibilidad*. Espasa Calpe.

López de Gómara, F. (3 agosto 1991). Quinto Centenario del Descubrimiento de América. *El Mercurio - Ediciones Especiales*.

Luis Rodrigo, M.T., Fernández Ferrín, C., Navarro Gómez, M.V. (2005). *De la teoría a la práctica: el pensamiento de Virginia Henderson en el siglo XXI*. Elsevier Masson.

Lundberg, PC., & Kerdonfag, P. (2010). Spiritual care provided by Thai nurses in intensive care units. *Journal of Clinical Nursing*(19).

Lundmaark, M. (2006). Attitudes to spiritual care among nursing staff in a Swedish oncology clinic. *Journal of Clinical Nursing*(15).

MacKinlay, E. (2001). *The Spiritual Dimension of Aging*. London, UK: Jessica Kingsley.

Martsolf, DS., & Mickley, JR. (1998). The concept of spirituality in nursing theories: differing world-views and extent focus. *Journal of Advanced Nursing, 27*(2), 294-303.

Maslow, A. (1999). *Toward a psychology of being*. New York: Wiley & Sons.

Matthews, D. (1997). Religions and spirituality in primary care. *Mind/Body Medicine*(2).

McEvoy, M. (2003). Culture & Spirituality as an integrated concept in pediatric care. *The American Journal of Maternal/Child Nursing*(28).

McManus, J. (2006). Spirituality and Health. *Nursing Management*(13).

McSherry, W. & Draper, P. (March/April 1998). Spirituality and the care giver, developing an underutilized facet of care. *The American Journal of Hospice Care*.

McSherry, W. (2000). *Spirituality in nursing practice. An interactive approach*. London, UK: Churchill Livingstone.

McSherry, W. & Ross, L. (2002). Dilemmas or Spiritual Assessment: Considerations for Nursing Practice. *Journal of Advanced Nursing, 38*(5), 479-488.

McSherry, W., & Jamieson, S. (2011). An online survey of nurses' perceptions of spirituality and spiritual care. *Journal of Clinical Nursing*(20).

McSherry, W., Cash, K., & Ross, L. (2004). Meaning of spirituality: implications for nursing practice. *Journal of Clinical Nursing*(13).

Mesnikoff, J. (2002). Practical responses to spiritual distress by nurse practitioners. *Clinical Excellence for Nurse Practitioners, 6*(3).

Milligan, S. (2000). A phenomenological study of hospital nurses' experience of and attitudes towards spirituality and spiritual care. *Unpublished Masters Thesis*. Glasgow, UK: University of Glasgow.

Milligan, S. (2004). Perceptions of spiritual care among nurses undertaking postregistration education. *International Journal of Palliative Nursing, 10*(4), 162-171.

Miner-Williams, D. (2006). Putting a puzzle together: Making spirituality meaningful for nursing using an evolving theoretical framwork. *Journal of Clinical Nursing*(15).

Minton, M. I.-P. (2018). A willingness to go there: Nurses and spiritual care. *Journal of Clinical Nursing, 27*(1-2), 173-181.

Mische, P. (1982). Towards a Global Spirituality. *Whole Earth Papers*, 76-83.

Molzahn, AE., & Shields, L. (2008). Why is it so hard to talk about spirituality? *Canadian Nurse*(104), 25-29.

Montgomery, C. (1991). The care-giving relationships: Paradoxical and trascendent aspects. *Journal of Transpersonal Psychology*(23), 91 105.

Moraes, *et al.* (2015). Spiritual care in nursing practice: Nurses' perception. *Journal of Nursing, 9*(8), 8817-8823.

Moscoso, A. (2016). Una libertad creciente. La persona en la antropología trascendental de L. Polo. *Cuadernos de Pensamiento Español*(60).

Mount, E. (2003). Existential suffering and the determination of healing. *European Journal of Palliative Care, 10*(2), 40-42.

Mu, Koo, Tseng, Liao, Chen. (2015). Concordance between nurses' perceptions of their ability to provide spiritual care and the identified spiritual needs of hospitalized patients: A cross. *Nurse Health Science, 17(4)*, 426-433.

Muñoz Devesa, A., Morales Moreno, I., Bermejo Higuera, J.C., Galán González Serna, J.M. (2014). La enfermería y los cuidados del sufrimiento espiritual. *Index de Enfermería, 23*(3), 153-156.

Murray, R.B., & Zentner, J.B. (1989). *Nursing concepts for health promotion*. London, UK: Prentice Hall.

Murray, SA., Kendall, M., Boyd, K., Worth, A., & Benton, TF. (2004). Exploring the spiritual needs of people dying of lung cancer or heart failure: a prospective qualitative interview study of patients and their carers. *Palliative Medicine*(18).

Mystakidou, K., Tsilikam E., Parpa, E., Hatzipli, I., Smtrnioti, M., Galanos, A., & Vlahos, L. (2008). Demographic and clinical predictors of spirituality in advanced cancer patients: a randomized control study. *Journal of Clinical Nursing*(17).

Narayanasamy, A, *et al.* (2004). Responses to the spiritual needs of older people. *Journal of Advanced Nursing, 48*(1), 6-16.

Narayanasamy, A. (1993). Nurses awareness and preparedness in meeting their patients spiritual needs. *Nurse Education Today*.

Narayanasamy, A. (1996). Spiritual care of chronically ill patients. *International Journal of Palliative Nursing, 5*(7).

Narayanasamy, A. (1998). The religious and spiritual needs of older people. En e. Pickering & Thompson, *Promoting Positive Practice in Nursing Older People*. London, UK: Bailliere Tindall.

Narayanasamy, A. (1999a). A review of spirituality as applied to nursing. *International Journal of Nursing Studies*(36), 117-125.

Narayanasamy, A. (1999b). Asset: a model for actioning spirituality and spiritual care education and training in nursing. *Nurse Education Today*(19), 274-285.

Narayanasamy, A. (2001). *Spiritual Care: a practical guide for nurses and health care practitioners*. Wiltshire, UK: Mark Allen Publishing Ltd.

Narayanasamy, A. (2002). Spiritual coping mechanisms in chronically ill patients. *British Journal of Nursing, 11*(22).

Narayanasamy, A. (2007). Palliative Care and Spirituality. *Indian Journal of Palliative Care, 13*(2).

Narayanasamy, A., & Owens, J. (2001). A critical incident study of nurses' responses to the spiritual needs or their patients. *Journal of Advanced Nursing, 33*(4).

Nédoncelle. (1974). Les variations de Boèce sur la personne. En *Intersubjectivité et ontologie. Le défit personnaliste* (p. 269 ss). Louvain: Nauwelaerts.

Neuman, B. (1995). *The Neuman System Model*. Norwalk, USA: Appleton and Large.

Nightingale, A. (2009). A guide to systematic literature review. *Surgery (Oxford), 27*(9), 381-384.

O'Berle, K., Davies, B. (1992). Support and caring: exploring the concept. *Oncology Nursing Forum, 19*(5).

O'Brien, M. (1982). Religious faith and adjustement to long term hemodialysis. *Journal of Religions and Health, 21*(1), 68-80.

O'Brien, M. (2008). *A sacred covenant: the spiritual ministry of nursing.* Jones & Bartlett.

O'Brien, T., & Clarke, D. (2005). A national plan for palliative care - the Irish experience. En J. O. Ling, *Palliative Care in Ireland.* Berkshire, UK: Open University Press.

Oldnal, A. (1995). Guest editorial: on the absence of spirituality in nursing theories and models. *Journal of Advanced Nursing*(21).

Oldnal, A. (1996). A critical analysis of nursing: meeting the spiritual needs of patients. *Journal of Advanced Nursing*(23).

O'Shea, E., Wallace, M., Griffin, M., & Fitzpatrick, J. (2011). The effect of an educational sesion on pediatric nurses' perspectives toward providing spiritual care. *Journal of Pediatric Nursing*(26).

Ozbasaran, F. (2011). Turkish nurses' perceptions of spirituality and spiritual care. *Journal of Clinical Nursing.*

Palacio, C. J. (2015). La espirituañidad como medio de desarrollo humano. *Cuestiones Teológicas, 42*(98), 459-481.

Paley, J. (2008). Spirituality and secularization: nursing and the sociology of religions. *Journal of Clinic Nursing*(17), 175-186.

Paulo VI. (19 de marzo de 1969). Sanctitas Clarior. *Carta Apostólica Motu Proprio.* Vaticano.

Penman, J., Oliver, M., & Harrington, A. (2009). Spirituality and spiritual engagement as perceived by palliative care clients and caregivers. *Australian Journal of Advanced Nursing, 26*(4).

Pesut, B. (2008). Spirituality and spiritual care in nursing fundamentals textbooks. *The Journal of Nursing Education, 47*(4), 167-173.

Pesut, B. (2009). Particularsizing spirituality in points of tension: Enriching the discourse. *Nursing Inquiry, 16*(4), 337-346.

Pesut, B. (2016). There be dragons: Effects of unexplored religion on nurses' competence in spiritual care. *Nursing Inquiry*(23).

Pfeiffer, JB., Gober, C., & Taylor, EJ. (2014). How Christian nurses converse with patients about spirituality. *Journal of Clinical Nursing*(23).

Philippe, J. (2003). *La libertad interior.* Madrid: Patmos.

Piá-Tarazona, S. (2001). *El hombre como ser dual. Estudio de las dualidades radicales según la Antropología Trascendental de Leonardo Polo.* Pamplona: Eunsa.

Picard, C. (1997). Embodied Soul: The focus for nursing praxis. *Journal of Holistic Nursing*(15), 41-53.

Pike, J. (2011). Spirituality in nursing: a systematic review of the literature from 2006-10. *British Journal of Nursing*(20), 743-749.

Piles, C. (1990). Providing spiritual care. *Nurse Educator*(15).

Polo, L. (1982). La persona centro de la atención de enfermería (III Curso para directivos y docentes de la Escuela Universitaria de Enfermería de la Universidad de Navarra). *Pro manuscripto. Inédito, Dep. legal NA-76-1982*. Pamplona.

Polo, L. (1996a). *Presente y futuro del hombre*. Madrid: Rialp.

Polo, L. (1996b). *Sobre la existencia cristiana*. Pamplona: Eunsa.

Polo, L. (2003). *Quién es el hombre. Un espíritu en el tiempo*. Madrid: Rialp.

Polo, L. (2006). *Ayudar a crecer*. Pamplona: Eunsa.

Polo, L. (2007). Etica socrática y moral cistiana. *Anuario Filosófico, 40*(3), 549-570.

Polo, L. (2011). *La esencia del hombre*. Pamplona: Eunsa.

Polo, L. (2015). Antropología Trascendental. En *Obras Completas de Leonardo Polo, vol. XV*. Pamplona: Eunsa.

Polo, L. (2015a). *Epistemología, creación y divinidad*. Pamplona: Eunsa.

Polo, L. (2018). *Ética: hacia una versión moderna de los temas clásicos*. Pamplona: Eunsa.

Polo, L., Llano, C. (1997). *Antropología de la acción directiva*. Madrid: Unión Editorial.

Posada, J. M. (2007). Lo distintivo del amar. Glosa libre al planteamiento antropológico de L. Polo. *Cuadernos de Anuario Filosófico. Serie Universitaria*(191).

Puchalski, C., Ferrel, B., Virani, R. *et al.* (2009). Improving the quality of spiritual care as a dimension of palliative care: the report of the consensus conference. *Journal of Palliative Medicine, 12*(10), 885-904.

Ratzinger, J. (1968). *Introducción al cristianismo*. Madrid: Bac.

Reed, F. (2003). *Suffering and illness: Insights for caregivers*. Philadelphia: F.A. Davis.

Reed, P. (1992). An emerging paradigm for the investigation of spirituality in nursing. *Research in Nursing and Health*.

Ridder-Symoens, H. de (ed.) (1995). Las universidades en la Edad Media. En *Historia de la Universidad en Europa* (Vol. 1). Servicio Editorial Universidad del País Vasco.

Robinson, S., Kendrick, K., Brown, A. (2003). *Spirituality and the practice of health care*. Hampshire: Palgrave McMillan.

Rodríguez Sedano, A. (2018). Libertad y actividad. Estudio sobre la antropología trascendental de Leonardo Polo. *Colección Filosófica*(241).

romereports.com. (11 de noviembre de 2016).

Ronaldson, S., *et al.* (2012). Spirituality and spiritual caring: Nurses' perspectives and practice in palliative and acute care environments. *Journal of Clinical Nursing, 21*(15-16), 2126-2135.

Rosini, F. (2018). *El arte de recomenzar*. Madrid: Rialp.

Ross, L. (1994). Spiritual aspects of nursing. *Journal of Advanced Nursing*(19), 439-447.

Ross, L. (1995). The spiritual dimension: its importance to patients' health, well-being and quality of life and its implications for nursing practice. *International Journal of Nursing Studies*(33).

Ross, L. (1996). Teaching spiritual care to nurses. *Nurse Education Today*(16).

Ross, L. (1997). *Nurses' perceptions of spiritual care*. Avebury Aldershot.

Ross, L. (2006). Spiritual care in nursing: an overview of the research to date. *Journal of Clinical Nursing*(15).

Saracíbar Razquín, M. (2009). Acerca de la naturaleza de la relación entre la enfermera y la persona enferma. Comprender su significado. *Tesis doctoral Universidad de Navarra*. Pamplona.

Saunders, C. (1988). *Spiritual Pain*. Orpington, UK: Bishop and sons.

Saunders, M., Harris, K. & Hale, D. (2017). Clinical Nurse Specialist Perceptions of Spiritual Care: Nurses need support, Care Falls Short. *Journal of Christian Nursing, 34*(3), 176-181.

Sawatzky R., & Pesut, B. (2005). Attributes of spiritual care in nursing practice. *American Holistic Nurses' Association*(23).

Schwartz, K. (16 July 1995). A patient's story. *The Boston Globe Magazine*.

Sellés, J. (2003). El conocer personal. Estudio del entendimiento agente según Polo. *Cuadernos de Anuario Filosófico. Serie Universitaria*(163).

Sellés, J. (2004). En torno a la distinción real entre la persona y el yo, en L. Polo El yo. *Cuadernos de Anuario Filosófico, Serie Universitaria*(170), 9-38.

Sellés, J. (2006a). El mal y sus tipos. De la privación de bien al falseamiento interior. *Revista Agustiniana, XLVII*(143), 311-335.

Sellés, J. (2006b). Los afectos del espíritu. Propuesta de ampliación del pensamiento clásico. *Aquinas, XLIX*(1), 215-229.

Sellés, J. (2006c). Raíces antropológicas de la economía. *Empresa y Humanismo, IX*(2/06), 159-200.

Sellés, J. (2009). La corrrespondencia entre los trascendentales personales y los metafísicos. En AAVV, *La antropología trascendental de Leonardo Polo* (pp. 127-151). Madrid: Aedos.

Sellés, J. (2010a). Los filósofos y los sentimientos. *Cuadernos de Anuario Filosófico. Serie Universitaria*(227), 201-250.

Sellés, J. (2010b). El destino de la persona humana. En J. P. García, *Autotrascendimiento* (pp. 205-226). Málaga: Universidad de Málaga.

Sellés, J. (2012). *Antropología para inconformes*. Madrid: Rialp.

Sellés, J. (2013). *Los tres agentes del cambio en la sociedad civil: familia, universidad y empresa*. Madrid: Eunsa.

Sellés, J. (2013a). Sustancia, autoconciencia y libertad en A. Millán Puelles. *Cuadernos de Pensamiento Español*(48).

Sellés, J. (2013b). *Antropología de la intimidad*. Rialp.

Sellés, J. (2015a). *La antropología trascendental de Maurice Nédoncelle*. Madrid: Ápeiron.

Sellés, J. (2015b). *¿Es trascendental la antropología de V. E. Frankl?* Madrid: Ápeiron.

Sellés, J. (2016a). La experiencia de los límites: el dolor y la finitud personal. *Persona y Bioética, 20*(2), 159-174.

Sellés, J. (2016b). La apertura humana a la trascendencia divina en la antropología de V.E. Frankl. *Scripta Theologica, 48*, 59-77.

Sellés, J. (2018). Las virtudes teologales segun Leonardo Polo. *Cuadernos de Pensamiento Español*(73).

Sellés, J. (2019). *Teología para inconformes. Claves teológicas de L.Polo*. Madrid: Rialp.

Sellés, J. (2020a). *33 virtudes humanas según L. Polo*. Pamplona: Eunsa.

Sellés, J. (2020b). La noción de 'réplica' en Leonardo Polo. *Miscelánea Poliana*(67), 127-149.

Sellés, J. (2020c). La famílila y su estatuto noético según Leonardo Polo. *Familia*(58), 25-40.

Sessanna, K., Finnell, DS., Underhill, M., Chang, YP., & Peng, HL. (2011). Measures assessing spirituality as more than religiosity: a methodological review of nursing and health-related literature. *Journal of Advanced Nursing*(67), 1677-1694.

Sherwood, G. (2000). The power of nurse client encounters: interpreting spiritual themes. *Journal of Holistic Nursing*.

Shih, FJ., Gau, ML., Mao, HC., Chen, CH., & Lo, CHK., (2001). Empirical validation of a teaching course on spiritual care in Taiwan. *Journal of Advanced Nursing*(36), 333-346.

Smyth, T., & Allen, S. (2011). Nurses' experiences assesing the spirituality of terminally ill patients in acute clinical practice. *International Journal of Palliative Nursing, 17*(7), 337-343.

Soeken, K., & Carson, V. (1987). Responding to the spiritual needs of the chronically ill. *The Nursing Clinics of North America, 22*(3), 603-611.

Solari-Twadell, P.A., & McDermott, M.A. (1999). *Parish nursing: Promoting whole person health within faith communities*. Thousand Oaks, CA: Sage.

Solzhenitsyn, A. (1985). Han querido suprimir a Dios. *Seléction du Reader's Digest*.

Solzhenitsyn, A. (1990). Viajando a lo largo del río Oca. En *Cuentos en Miniatura*. Andrés Bello.

Stoter, D. (1995). *Spiritual Aspects of Health Care*. New York: Mosby.

Stranahan, S. (2001). Spiritual perception, attitudes about spiritual care, and spiritual care practice among nurse practitioners. *Western Journal of Nursing Research, 23*(2), 90-105.

Swinton, J. (2006). Identity and resistance: why spiritual care needs "enemies". *Journal of Clinical Nursing, 15*(7), 918-928.

Swinton, J., & Narayanasamy, A. (2002). Response to "A critical view of spirituality and spiritual assessment". *Journal of Advanced Nursing, 40*(2), 479-487.

Tanyi, R. (2002). Towards clarification of the meaning of spirituality. *Journal of Advanced Nursing, 39*(5), 500-509.

Taylor, B. (1995). Nursing and healing work. *Contemporary Nurse*(4).

Taylor, E. (2003). Spiritual needs of patients with cancer and family caregivers. *Cancer Nursing, 26*(4), 260-266.

Taylor, E. (2008). What is spiritual care in nursing? Findings from an excercise in content validity. *Holistic Nursing Practice, 22*(3), 154-159.

Taylor, E.J., Amenta, M., & Highfield, M.F. (1999). Predictors of oncology and hospice nurses' spiritual care perspectives and practices. *Applied Nursing Research*.

Taylor, EJ., & Mamier, I. (2005). Spiritual care nursing: what cancer patients and family caregivers want. *Journal of Advanced Nursing*(49).

Taylor, EJ., Highfield, M., Amenta, M. (1994). Attitudes and beliefs regarding spiritual care. A survey of cancer nurses. *Cancer Nursing, 17*(6), 479-487.

Taylor, EJ., Park, CG., & Pfeiffer, JB. (2014). Nurse religiosity and spiritual care. *Journal of Advancer Nursing*(70).

Thomas, S. (1989). Spirituality: An essential dimension in the treatment of hypertension. *Holistic Nursing Practice, 30-3*, 47-55.

Tissot, J., (2011). *La vida interior*. Barcelona: Herder.

Tomás de Aquino, S. (1968). *Suma contra gentiles* (Vol. III). Madrid: BAC.

Tornae, K. D. (2015). The challenge of consolation: Nurses' experience with spiritual and existencial care for the dying - a phenomenological hermeneutical study. *BMC Nursing, 14*(62).

Tove, G. & Cone, P. (2015). Discerning the healig path - How nurses assist patients spirituality in diverse health care settings. *Journal of Clinical Nursing, 23*(1).

Treloar, L. (2000). Integration of sipirituality into health care practice by nurse practitioners. *Journal of the American Academy of Nurse Practitioners, 12*(7).

Twycross, R. (1997). *Pain relief in advanced cancer*. Edinburgh: Churchill Livingstone.

Van Dover, L.J., & Bacon, J.M. (2001). Spiritual care in nursing practice: A close-up view. *Nursing Forum, 36*(3), 18-30.

Van Leeuwen, R., & Cusveler, B. (2004). Nursing competencies for spiritual care. *Journal of Advanced Nursing*(48).

Van Leeuwen, R., Tiesinga, LJ., Post, D., & Jochemsen, H. (2006). Spiritual care: Implications for nurses' professional responsability. *Journal of Clinical Nursing*(15).

Vasblom, van der Steen, Walton, Jochemsen. (november 2015). Effects of nurses' screening of spiritual needs of hospitalized patients on consultation and percieved nurses' support and patients spiritual well-being. *Holistic Nursing Practice, 29*(6).

Vergara Henríquez, F. (8 de agosto de 2022). Reduccionismo Antropológico - Carta al Director. *El Mercurio* , p. A2.

Vermandere, M., De Lepeire, J., Van Mechelen, W., *et al.* (2013). Spirituality in palliative home care: a framework for the clinician. *Supportive Care in Cancer, 21*(4).

Vlasblom, J.P., van der Steen, J.T., Walton, M.N., & Jochemsen, H. (2015). Effects of nurses' screening of spiritual needs of hospitalized patients' on consultation and percieved nurses' support and patients spiritual well-being. *Holistic Nursing Practice, 29*(6), 346-356.

Walker, H. & Waterworth, S. (2017). New Zealand palliative care nurses' experience of providing spiritual care to patients with life-limiting illnes. *International Journal of Palliative Nursing, 23*(1), 18-26.

Walter, T. (1997). The ideology and organization of spiritual care: Three approaches. *Palliative Medicine, 11*(1), 21-30.

Walter, T. (2002). Spirituality in palliative care: Oportunity or burden? *Palliative Medicine*(16), 123-139.

Watson, J. (1985). *Nursing, the philosophy and science of caring.* Denver, Colorado, USA: Association University Press.

Watson, J. (1999). *Postmodern nursing and beyond.* London, UK: Churchill Livingstone.

Waugh, L. (1992). Spiritual aspects of nursing: A descriptive study of nurses' perceptions. Edinburgh, UK: Queen Margaret College.

White, K. (2002). *An Introduction to the Sociology of Health and Illness.* London: Sage.

Wilt, D.L., & Smucker, C.J. (2001). *Nursing the spirit: The art and science al applying spiritual care.* Washington D.C.: American Nurses Association.

Wittenberg, Ragan, & Ferrell. (2017). Exploring Nurse Communication About Spirituality. *American Journal of Hospice and Palliative Medicine, 34*(6), 566-571.

Wong, KF. & Yau, SY. (2010). Nurses' experiences in spirituality and spiritual care in Hong Kong. *Applied Nursing Research, 23*(4), 242-244.

WordReference.com. (s.f.). Obtenido de Diccionario en Español.

Wright, L. (2005). *Spirituality, suffering, and illness: Ideas for healing.* Philadelphia: F.A. Davis.

Wright, M. (2002). The essence of spiritual care: a phenomenological enquiry. *Palliative Medicine*(16).

Wu, Koo, Tseng, Liao, Chen. (2015). Concordance between nurses' perceptions of their ability to provide spiritual care and the identified spiritual needs of hospitalized patients: A cross-sectional observational study. *Nursing & Health Sciences, 17*(4).

Wu, L.F., & Lin, L.Y. (2011). Exploration of clinical nurses' perceptions of spirituality and spiritual care. *Journal of Nursing Research, 19*(4).

www.alohacriticon.com. (s.f.). Obtenido de G.K.Chesterton: citas y frases.

www.significados.com. (s.f.). Obtenido de religión.33.